대한민국 최고의 명의가 들려주는

백혈병

SNUH 서울대학교병원
Health+

대한민국 최고의 명의가 들려주는

백혈병

초판 1쇄 발행 2025년 12월 22일

지은이 윤성수·장서윤

펴낸곳 서울대학교출판문화원
주소 08826 서울 관악구 관악로 1
도서주문 02-889-4424, 02-880-7995
홈페이지 www.snupress.com
페이스북 @snupress1947
인스타그램 @snupress
이메일 snubook@snu.ac.kr
출판등록 제15-3호

ISBN 978-89-521-3921-4 04510
978-89-521-1498-3 (세트)

SNUH 서울대학교병원
Health+

대한민국
최고의 명의가
들려주는

백혈병

윤성수 서울대학교 의과대학, 서울대학교병원 명예교수
경희대학교병원 종양혈액내과 교수

장서윤 서울대학교병원 혈액종양내과 진료교수

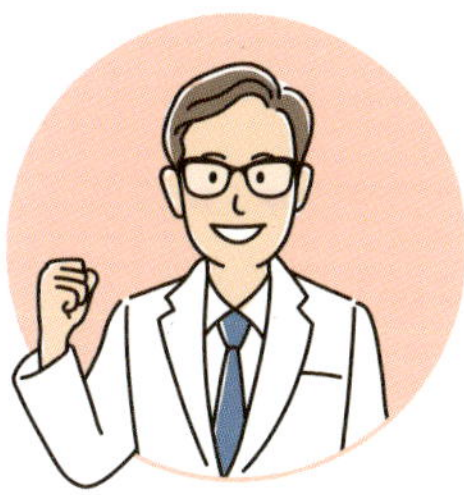

서울대학교출판문화원

발간사

첨단 지식정보화 사회에 들어서면서 눈부신 의학 발전에도 불구하고 여전히 병마와 싸우는 수많은 환자들이 있기에 우리는 한시도 마음이 편할 수가 없습니다.

서울대학교병원 Health⁺ 시리즈는 정보의 홍수 시대에 근거가 빈약한 의학 정보가 무분별하게 난무하는 상황에서 의학적 근거와 기준을 제시하며 표준화된 건강 정보를 제공하고자 기획되었습니다.

특히 이 시리즈는 위암을 시작으로 유방암, 간암, 췌장암 등 다양한 암 질환과 각종 질병까지 의료진이 오랜 기간에 걸쳐 축적해 온 경험과 의학 지식을 알기 쉽게 풀어 내고 있습니다. 또한 각 질환별로 증상, 진단, 치료, 재활, 건강관리 등 환자들이 궁금해하는 점을 중심으로 일반인들도 이해하기 쉽게 구성되어 있습니다.

무엇보다 이 시리즈를 통해 서울대학교병원 최고의 명

의들이 건강과 질병에 대한 전문 지식을 국민들과 함께 공유함으로써, 국가중앙병원으로서 국민 건강관리의 올바른 방향을 제시하고 평생 건강을 계획하며 관리할 수 있게 된 것은 정말 소중한 일이 아닐 수 없습니다. 더욱이 독자들의 관심과 요구에 부응하여 Health⁺ 시리즈를 다양한 질병으로 확장해 발간하게 되어 기쁘게 생각합니다.

이 책의 발간에 수고를 아끼지 않은 원고 집필 교수진과 서울대학교출판문화원 편집진에게 감사드리며, Health⁺ 시리즈 발간이 우리 모두의 건강한 미래를 밝히는 소중한 길잡이로서 국민 모두가 더욱 건강하고 행복한 삶을 영위해 나가는 뜻깊은 계기가 되기를 기대합니다.

서울대학교병원장

이 책을 펴내며

백혈병은 골수의 혈액세포가 암세포로 변하여 발생하는 혈액암의 일종이다. 정상적으로는 골수에서 백혈구, 적혈구, 혈소판 등 다양한 혈액세포가 균형 있게 생성되어 면역 기능과 산소 및 영양소 공급, 지혈 작용 등을 담당한다. 하지만 백혈병이 생기면 이 균형이 깨지고, 암세포로 변한 비정상 세포들이 마구 증식하면서 건강한 혈액세포의 수가 급격히 줄어든다.

백혈병은 평소에 잘 인지하지 못하다가 갑자기 발견되거나, 진행이 상당히 빠른 경우가 많아 환자와 가족에게 청천벽력 같은 충격으로 다가온다. 성인 백혈병을 포함한 혈액암은 일반적으로 나이가 들수록 발생률이 증가하므로, 급속히 고령화되어 가는 국내 상황과 맞물려, 백혈병의 발병률도 급속히 증가하는 경향을 보인다.

백혈병의 발병 원인은 아직까지 완전히 밝혀지지 않았

지만, 여러 연구를 통해 위험 요인으로 추정되는 것들이 있다. 대표적으로는 방사선에 노출되었거나, 특정 항암제를 사용한 이력, 그리고 벤젠이나 살충제, 담배 연기 속 화학물질과 같은 유기화학물질에 장기간 노출된 경우 등이 백혈병 발생과 관련이 있는 것으로 알려져 있다. 하지만 이러한 위험 요인을 가지고 있는 사람들이 모두 백혈병에 걸리는 것은 아니며, 이 외에도 유전적인 요인이나 면역체계 이상 등 다양한 원인이 복합적으로 작용할 수 있다는 점도 고려해야 한다.

백혈병 세포는 암세포의 특성대로 계속 증식하여 정상 조혈 기능을 방해하므로 정상 백혈구, 적혈구, 혈소판 세포가 감소하기 때문에 적절한 치료를 받지 않으면 생명을 위협할 정도로 빠르게 진행될 수 있다. 따라서 조기에 적절한 치료를 시작하는 것이 무엇보다 중요하다. 백혈병은 위암이나 간암과 같은 고형암에 비해 발생 빈도는 낮지만 중증도가 높고 환자당 소요되는 치료 비용도 매우 커서 환자 본인뿐 아니라 가족에게도 경제적·정서적으로 큰 부담을 준다. 하지만 조혈모세포 이식이 가능한 환자군이 늘어나고 첨단 유전체 분석 기술에 기반한 최신 진단 기법의 도입과 함께 표적치료제 및 새로운 기전의 약물이 속속 개발되고 있어 이를 이용한 치료법의 광범위한 도입이 치료에 기여하는 바가 점차 커지고 있다. 따라서 적절한 치료를 받으면 많은 경우에 완치가 가능하므로 담당 의료진과 적극적인 소통을 통한 합리적인 접근이 제일 중요하다.

의료 정보의 홍수 속에서 백혈병과 싸우는 환자들에게 백혈병에 대한 올바른 지식을 제공함으로써 치료 과정에 대한 이해를 돕고, 재발에 대한 불필요한 걱정 대신 올바르고 건강한 생활 습관을 유지하는 데 도움을 주는 지침서로 활용할 수 있도록 책의 내용을 구성하였다. 이 책이 백혈병 앞에서도 흔들리지 않고 스스로를 돌보고 회복을 향해 나아가는 길에 함께하는 든든한 동반자가 될 수 있기를 기대한다.

끝으로 많은 혈액암 자료 사진을 제공해 준 서울대학교병원 진단검사의학과 장윤환 교수와 출판을 담당한 서울대학교출판문화원에도 감사의 말을 전하고 싶다.

2025년 12월

윤성수·장서윤

차례

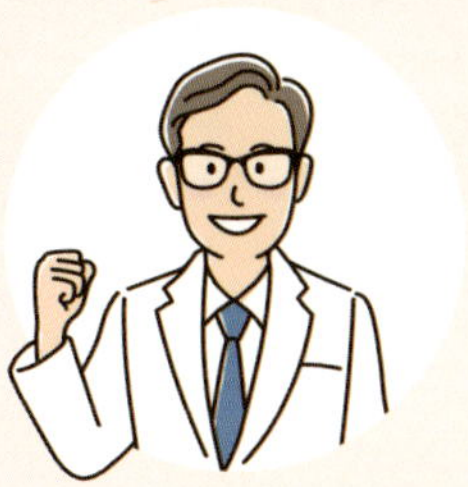

Health
LEUKEMIA

01 혈액의 구성과 역할

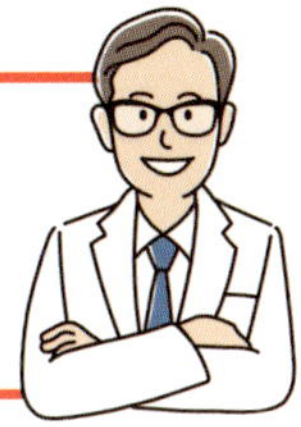

백혈병은 혈액암이기 때문에 혈액세포의 구성과 기능을 이해해야 병태와 증상을 온전히 파악할 수 있다. 온몸을 순환하는 혈액은 우리 몸무게의 약 8퍼센트를 차지한다. 혈액은 심장, 동맥, 모세혈관, 정맥을 통해 전신을 끊임없이 순환하며 산소와 영양분을 체내의 각 조직에 전달하고 노폐물을 배출시켜 생명 유지에 핵심적인 역할을 한다. 또한, 우리가 바이러스나 세균에 감염되었을 때 면역 시스템을 활성화하여 그에 맞서 싸우는 역할을 하기도 한다. 상처가 생겨 피가 날 때, 피를 멎게 하는 지혈 과정에도 중요한 역할을 한다. 이처럼 혈액은 우리 몸에서 매우 중요한 일들을 담당하고 있다.

✚ 혈액세포란?

혈액은 액체 성분인 혈장과 혈액세포인 적혈구, 백혈구, 혈소판으로 이루어진다. 여기서는 각각의 혈액세포들에 대해 자세히 알아본다.

적혈구는 직경 약 6~8마이크로미터의 도넛 또는 원반 모양으로 생긴 세포로, 산소와 영양소를 운반하는 역할을 한다. 가운데가 오목하게 들어가 있어 표면적이 넓고 두께는 얇은데, 이런 특이한 모양 때문에 좁은 모세혈관을 구부러지면서 변형되어 쉽게 통과할 수 있다.

적혈구 내부에는 철분을 함유한 헤모글로빈 분자가 약 2억 7천만 개 정도 들어 있다. 헤모글로빈은 폐에서 산소와 결합하여 전신으로 운반하고, 조직에서는 이산화탄소와 결합하여 폐를 통해 배출하는 역할을 한다. 헤모글로빈의 철 이온이 산소와 결합하면서 혈액은 붉은색을 띤다. 적혈구 내에 있는 하나의 헤모글로빈 단백질은 최대 4개의 산소 분자와 결합할 수 있어서 적혈구 1개당 10억 개 이상의 산소 분자를 운반할 수 있다.

백혈구는 우리 몸을 감염으로부터 보호하는 역할을 하는 세포로, 백혈구 수는 감염이나 염증이 생기면 증가하고 골수 기능 저하 시 감소한다. 백혈구 종류는 호중구, T림프

혈액세포의 역할

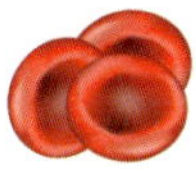

적혈구

- 지름 6~8마이크로미터의 원반 모양
- 철분을 함유한 헤모글로빈 분자가 들어 있어 폐에서 산소와 결합하여 전신으로 운반
- 조직에서 생성된 이산화탄소를 폐로 운반하여 배출

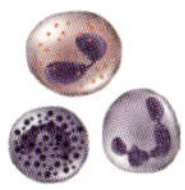

백혈구

- 백혈구에는 호중구, 호산구, 호염기구, 단핵구, 림프구 등의 여러 세포가 존재
- 크기는 10~15마이크로미터이며 단핵구는 조금 더 큼
- 외부에서 세균, 바이러스 등의 침입 시 이를 제거하고 각종 면역반응에 관여

혈소판

- 크기는 2~3마이크로미터로, 혈액 1cc당 약 13만 개에서 40만 개가 존재
- 혈관의 손상 부위에 붙어 피떡을 만들어 지혈 작용을 담당함

구, B림프구 등 여러 가지가 있다. 호중구(neutrophil)는 전체 백혈구의 50~70퍼센트를 차지하며, 포식작용(phagocytosis)을 통해 세균과 바이러스를 제거하는 1차 방어를 수행한다. 림프구는 B림프구, T림프구, 자연살해세포(natural killer cell)로 나뉜다. B림프구는 항체를 생성하여 병원체를 중화하고, T림프구는 세포매개 면역을 통해 감염된 세포를 제거하며, 자연살해세포는 암세포를 직접 공격한다. 이처럼 백혈구는

균과 싸우고 면역 기능을 조절하는 등 다양한 역할을 한다.

혈소판은 실제 세포는 아니고 세포 조각에 가깝다고 볼 수 있다. 몸에 상처가 생겨 피가 날 때 혈관벽에 혈소판이 달라붙으면서 피를 멎게 하는 지혈 작용이 일어난다. 혈소판 수가 지나치게 적으면 출혈이 쉽게 발생하고 한 번 피가 나면 잘 멎지 않는다. 반면에 혈소판 수가 과도하게 많아지면 불필요하게 혈전(피떡)이 많이 생기면서 뇌경색이나 심근경색 등의 발생 위험이 올라갈 수 있다.

혈액세포의 생성과 수명

혈액세포는 골수 안에 있는 줄기세포에서 만들어지는데, 우리는 이 줄기세포를 '조혈모세포'라고 부른다. 조혈모세포는 모든 혈액세포를 만들어 내는 능력을 가진 원조가 되는 어머니 세포로, 미성숙 적혈구, 백혈구 또는 혈소판 생성 세포(거대핵세포)로 분열한다. 이 미성숙 세포는 더 성숙한 세포로 분열되며, 최종적으로는 성숙한 적혈구, 백혈구 또는 혈소판이 된다.

혈액세포의 수명은 세포마다 다른데, 보통 백혈구의 수명은 수 시간에서 수일이고, 혈소판은 약 10일이며, 적혈구는 약 120일이다. 가장 수명이 긴 적혈구조차 4개월 정

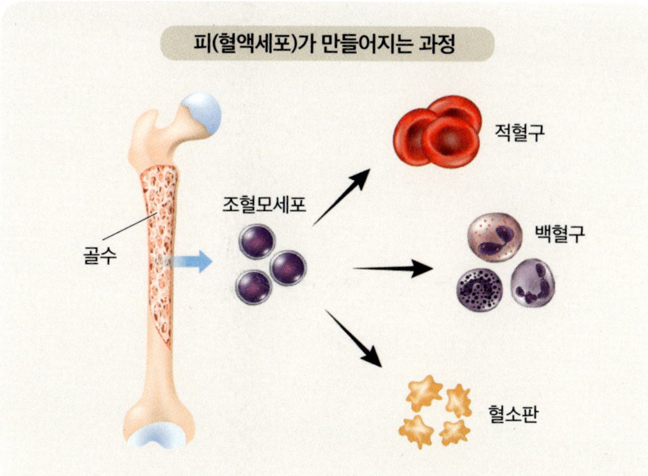

적혈구, 백혈구 및 혈소판은 골수의 조혈모세포에서 만들어진다.

도로 수명이 짧기 때문에 골수에서 지속적으로 혈액세포를 만들어서 보충해야 한다.

Health+
LEUKEMIA

02 백혈병이란?

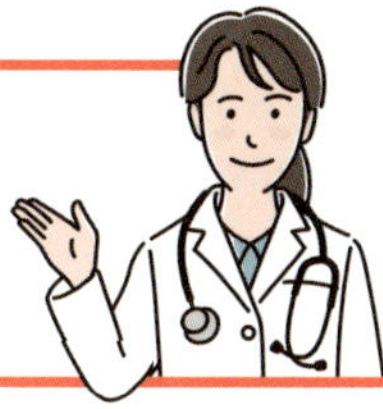

백혈병은 골수의 혈액세포가 암세포로 변하여 증식하면서 발생하는 혈액암이다. 백혈병 세포는 무한 증식하여 골수 공간을 차지함으로써 정상적인 백혈구, 적혈구 및 혈소판의 생성을 방해하여 정상 혈액세포의 수치를 감소시키는데, 이는 우리 몸에 치명적인 문제를 야기한다. 백혈병은 유전적 요인과 환경적 요인이 복합적으로 작용해 발병하는 것으로 알려져 있으며, 임상 양상과 진행 속도에 따라 여러 유형으로 분류된다.

백혈병의 발병 원인

백혈병의 발병 원인은 아직 명확하게 다 밝혀져 있지는 않다. 유력한 원인으로는 방사선 및 화학물질 노출, 항암제,

유전적 요인 등이 거론되고 있다. 방사선의 경우, 원자폭탄이 떨어진 일본의 히로시마와 나가사키에서는 백혈병 발생률이 다른 지역에 비해 20배 이상 증가했다고 알려져 있다. 또한 페인트와 같은 유기화학물질에 노출되는 직업을 가진 사람들에서도 그렇지 않은 사람들보다 백혈병이 더 많이 발생할 수 있다.

백혈병은 유전되지는 않지만, 특정 유전 질환에서 백혈병 발생률이 높은 것으로 보고되었다. 그러한 유전 질환의 몇 가지 예로서 다운증후군(Down syndrome), 클라인펠터 증후군(Klinefelter syndrome), 리프라우메니 증후군(Li-Fraumeni syndrome), 판코니 빈혈(Fanconi anemia) 등을 들 수 있다.

백혈병의 분류

백혈병은 질환의 진행 양상에 따라 급성백혈병과 만성백혈병으로 분류된다. 급성백혈병은 수 주에서 수개월 사이에 급격히 진행되며 골수 기능 부전으로 인한 빈혈, 출혈 경향, 감염 등이 빠르게 나타나는 것이 특징이다. 반면 만성백혈병은 수개월에서 수년에 걸쳐 서서히 진행되어 초기에는 무증상이다가 병이 진행되면서 피로감, 식욕부진, 비장비대, 백혈구의 과도한 증식이 관찰된다. 2022년 국가암등

Memo

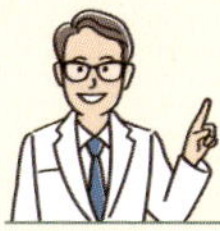

백혈병,
얼마나 오래된 병일까?

'백혈병(leukemia)'이라는 병명은 '하얀 피'라는 뜻을 가진 그리스어에서 유래된 것으로, 백혈병 환자의 혈액에는 정상인에 비해 다량의 백혈구가 포함되어 있기 때문에 상대적으로 하얗게 보이는 현상에서 기인했다고 여겨진다. 백혈병에 대한 가장 오래된 기록은 고대 그리스인과 페르시아인의 문헌으로, 암에 대한 최초의 기록 중 하나로 알려져 있다.

'백혈병'이라는 용어는 1856년 독일의 병리학자 루돌프 비르효(Rudolf Virchow)가 처음 사용했다. 백혈병 세포가 골수에서 발견된다는 사실은 1879년에야 알려졌으며, 1900년대 초에는 급성골수성백혈병의 악성세포인 골수아세포가 기술되었다. 고해상도 컴퓨터 단층촬영(CT) 분석을 통해 약 7,000년 전 신석기 시대 여성의 유골에서 백혈병으로 보이는 흔적이 발견되었다는 보고도 있다.

백혈병으로 투병했거나 안타깝게도 사망한 유명인은 많지만, 3대 테너 중 한 명인 호세 카레라스(José Carreras)가 백혈병을 이겨내고 정상급 테너로 맹활약을 펼친 것은 잘 알려져 있다. 카레라스는 국제백혈병재단을 설립하여 수많은 백혈병 환자들을 돕고 있다.

Memo

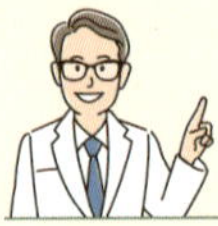

백혈병 발생률

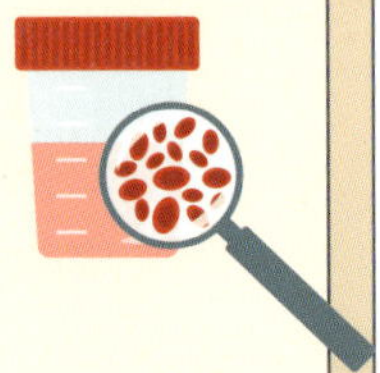

2022년 발표된 국가암등록통계에 따르면 우리나라 전체 암 발생 중 백혈병 발생률은 1퍼센트를 차지했고, 인구 10만 명당 조발생률(crude rate: 해당 관찰기간 동안 특정 인구집단에서 새롭게 발생한 암환자 수)은 4.8명으로 보고되었다. 참고로 혈액암 발생률은 악성림프종, 백혈병, 다발골수종 순이다.

백혈병 전체를 100퍼센트로 할 때, 급성백혈병과 만성백혈병은 각각 87퍼센트, 13퍼센트 정도의 비율이며, 급성백혈병 중에는 급성골수성백혈병이 70퍼센트, 급성림프모구백혈병이 30퍼센트 정도를 차지한다. 만성백혈병 중에는 만성골수성백혈병이 95퍼센트, 만성림프구성백혈병이 5퍼센트 정도로, 골수성백혈병의 비율이 압도적으로 높다. 서양에서는 만성림프구성백혈병이 모든 백혈병 중에서 가장 많아 동양권과 다른 양상을 보인다.

전체 환자 중 성인과 소아의 비율은 3:1 정도이며, 성인에서는 급성골수성백혈병이, 소아에서는 급성림프모구백혈병이 가장 흔하다. 성별로 보면 여성보다 남성이 백혈병에 더 많이 걸리는 경향을 보인다.

국내 암 발생 현황(2022년)

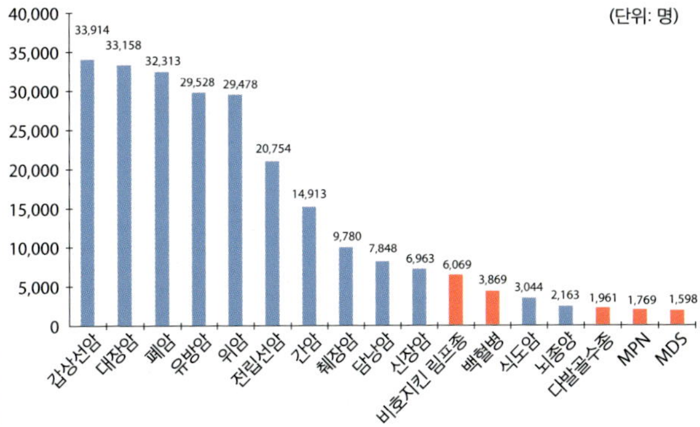

자료: Park et al., Cancer Res Treat, 2025;57:312

혈액암 발생률 추이(1999~2022년)

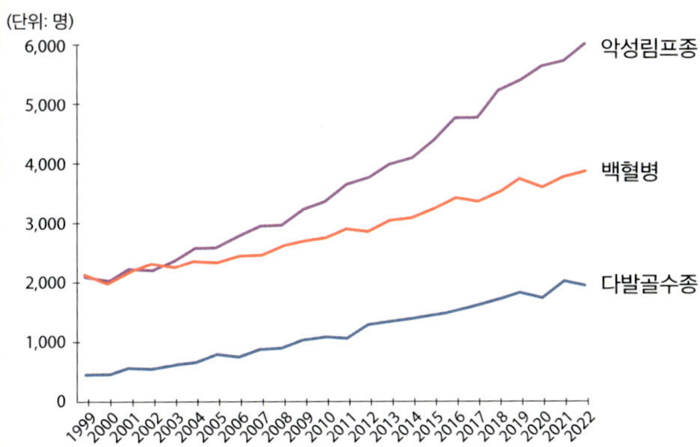

자료: Park et al., Cancer Res Treat, 2025;57:312

백혈병의 분류

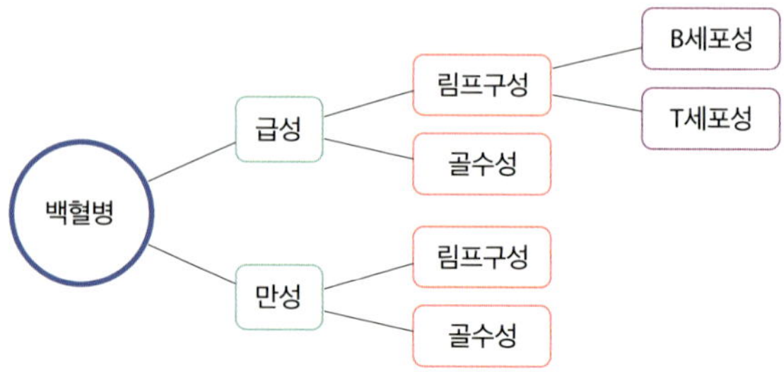

• 백혈병은 진행 양상에 따라 급성과 만성으로 나뉘며, 암성 변화가 발생한 세포의 종류에 따라 림프구성과 골수성으로 구분된다.

• 골수성백혈병은 골수세포백혈병이라고도 하며, 림프구성백혈병은 림프구백혈병으로도 불린다.

록통계에 따르면, 백혈병 전체에서 급성백혈병은 87퍼센트, 만성백혈병은 13퍼센트를 차지한다.

또한, 암성 변화가 발생한 세포의 종류에 따라 골수성백혈병과 림프구성백혈병으로 구분한다. 림프구성백혈병은 백혈구의 일종인 림프구가 종양화된 질환으로, T세포나 B세포가 되기 전 단계의 세포가 암세포로 변해 골수와 혈액 속으로 번지는 병이다. 골수성백혈병은 적혈구, 백혈구, 혈소판으로 분화되는 골수세포에서 발병한다.

이와 같이, 질환의 진행 양상과 암성 변화가 발생한 세포의 종류에 따라 백혈병은 크게 다음의 네 가지로 구분된다.

- 급성골수성백혈병(acute myelogenous leukemia, AML)
- 급성림프모구백혈병(acute lymphoblastic leukemia, ALL)
- 만성골수성백혈병(chronic myelogenous leukemia, CML)
- 만성림프구성백혈병(chronic lymphocytic leukemia, CLL)

Health

LEUKEMIA

03 백혈병의 증상

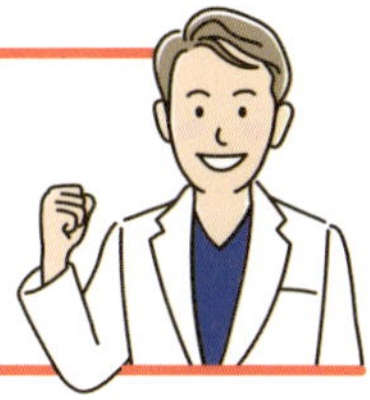

백혈병의 증상은 대부분 골수 기능의 비정상화로 인한 백혈구 수의 증가나 감소, 빈혈, 혈소판 수 감소 등으로 인해 발생한다. 빈혈이 있으면 피로감, 쇠약, 어지럼증, 호흡곤란, 창백 등의 증상이 나타날 수 있다. 말초혈액에서 관찰되는 백혈구 수가 증가하거나 때로는 감소(예: 무백혈병성 백혈병)할 수 있다. 그러나 두 경우 모두 정상 백혈구 수는 현저히 줄어들기 때문에 면역력 저하로 이어져서 감염에 취약해지고, 이에 따른 발열이 발생할 수 있다.

혈소판 수가 감소하면 멍이 잘 들고, 출혈 반점이 생기며, 코피가 자주 나거나 양치할 때 조금만 건드려도 잇몸에서 피가 날 수 있다. 또한 피가 나면 잘 멎지 않는다. 병이 진행되어 백혈병 세포가 증가하면 이로 인해 림프절과 잇

백혈병의 진행 양상에 따른 증상

급성백혈병

- □ 빈혈로 인해 피로감, 창백, 호흡곤란이 나타난다.
- □ 혈소판 감소로 인해 잇몸 출혈, 코피 등이 발생한다.
- □ 호중구가 감소하면 감염에 취약해지고, 발열·발한·오한 등의 감염 증상이 자주 동반된다.
- □ 골수 내 과도하게 증식한 아세포(blast)가 골막을 자극해 뼈 통증이 나타나는 경우가 많다.
- □ 비장·간 비대, 림프절 종대가 동반될 수 있으며, 급성림프모구백혈병에서는 중추신경계 침범으로 두통·구토·의식장애 등이 나타난다.

만성백혈병

- □ 초기에는 무증상인 경우가 많아 건강검진이나 혈액검사에서 우연히 발견되기도 한다.
- □ 진행되면 피로감, 체중 감소, 발한(특히 야간 발한), 식욕부진 등이 서서히 나타난다.
- □ 비장 비대로 인한 좌상복부 불편감 또는 팽만감이 흔히 동반된다.

몸이 붓거나 간과 비장이 부어서 비대해질 수 있다. 또한, 백혈병 세포가 폐나 중추신경계를 침범하여 호흡곤란, 오심, 구토, 뇌신경마비 등의 증상을 일으킬 수도 있으며, 심한 경우 이로 인해 사망에 이를 수 있다.

또한 이와 같은 증상 외에도 이유 없이 피로가 지속되거나, 휴식을 취해도 호전되지 않는 피로감과 쇠약감 같은 비특이적인 증상으로 나타나기도 한다.

Memo

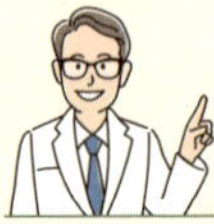

무백혈병성 백혈병이란?

백혈병 세포가 골수에 가득 차 있지만 말초혈액으로 빠져 나오지 못해서 혈액검사상으로는 백혈구 수가 감소한 것처럼 보이는데, 이를 무백혈병성 백혈병(aleukemic leukemia)이라 한다. 일반적으로 급성골수성백혈병(AML)을 비롯한 급성백혈병 환자의 약 2~5퍼센트에서 관찰되며, 말초혈액도말검사에서 백혈병 세포가 확인되지 않기 때문에 진단이 지연되기 쉽다.

임상 양상은 일반적인 급성백혈병과 유사하지만, 말초혈액 소견이 정상 범위이거나 오히려 백혈구·적혈구·혈소판이 모두 감소하는 범혈구감소증(pancytopenia) 양상을 보인다. 따라서 빈혈(피로, 어지럼증), 혈소판 감소로 인한 출혈 경향(점막 출혈, 멍), 호중구 감소로 인한 감염 위험 증가 등의 증상이 동반된다.

말초혈액검사만으로 진단이 어려우므로, 골수검사(골수흡인 및 골수생검)를 통해 골수 내 백혈병 세포 비율이 20퍼센트 이상인지 확인해야 한다.

Memo

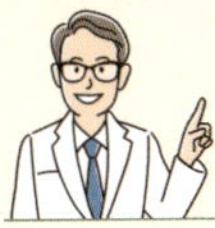

소아 백혈병, 성인과 어떻게 다를까?

소아 백혈병과 성인 백혈병의 가장 큰 차이는 발병 빈도와 백혈병의 아형이다. 소아에서 가장 흔한 유형은 급성림프모구백혈병(ALL)으로, 전체 소아 백혈병의 약 75~80퍼센트를 차지한다. 반면 성인에서는 급성골수성백혈병(AML)이 상대적으로 더 흔하며, 고령층으로 갈수록 만성골수성백혈병(CML)이나 만성림프구성백혈병(CLL) 등 만성백혈병의 비율이 증가한다.

또한 유전적 특성과 세포 유형에서도 차이가 존재한다. 소아 백혈병은 비교적 유전자 변이가 단순하고, 치료에 대한 반응성이 높은 경우가 많다. 특히 예후가 좋은 세포 유형을 가진 사례가 많아, 조기에 발견하고 적극적으로 치료할 경우 장기 생존율이 매우 높다.

치료 전략 면에서도 소아의 경우 상대적으로 더 강도 높은 항암화학요법을 계획적으로 시행할 수 있으며, 이를 견딜 수 있는 생리적 회복력이 뛰어난 편이다. 또한 조혈모세포 이식은 소아에서는 재발 고위험군에 한정하여 신중히 결정하는 반면, 성인에서는 보다 적극적으로 고려되는 경우가 많다.

Health+
LEUKEMIA

04 백혈병 진단에 필요한 검사

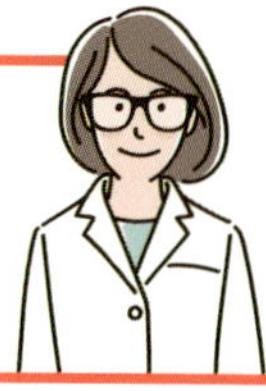

백혈병, 어떻게 진단할까?

평소와 달리 쉽게 멍이 들거나 잇몸에서 피가 멈추지 않고, 잦은 감염으로 열이 오래 지속되는 등 의심스러운 증상이 있거나 건강검진에서 혈액 수치 이상이 발견되면 혈액을 채취해 전혈구검사(CBC)·생화학검사와 함께 말초혈액도말검사를 시행해 적혈구·백혈구·혈소판의 개수와 형태를 확인한다. 이 과정에서 백혈병이 의심되면 보다 정확한 진단을 위해 골수검사를 실시한다.

정상적으로는 골수세포 중 5퍼센트를 넘지 않는 아세포(blast)의 비정상적 증가 여부를 확인한다. 아세포의 비율이 20퍼센트 이상이면 급성백혈병으로 진단하고, 아세포가 그보다 적어 5퍼센트에서 20퍼센트 미만이면 골수형성이상

증후군(myelodysplastic syndrome, MDS)으로 진단한다. 이어서 세포 표면 항원분석을 통해 확인한 세포의 성질에 따라서 골수성백혈병 또는 림프구성백혈병으로 분류한다. 정확한 진단을 위해 골수 흡인액이나 골수 조직을 이용하여 이후 기술하는 여러 검사를 시행한다. 이처럼 단계별로 혈액·골수 검사와 세포 및 분자 유전학검사를 시행하고 이를 종합하여 백혈병 아형을 정확히 진단한 뒤 환자의 연령과 건강 상태에 맞춰 최적의 치료 계획을 수립한다.

혈액검사

병원 진료 시 가장 먼저 시행하는 대표적인 기본 검사다. 말초정맥에서 채혈한 혈액으로 백혈구, 적혈구, 혈소판 등의 혈액세포 수를 측정하여 이상 여부를 확인하고, 정상 상태에서는 관찰되지 않는 미분화된 혈액세포가 있는지도 검사한다.

말초혈액도말검사

말초정맥에서 채취한 피를 유리 슬라이드 위에 얇게 펼쳐 염색하여 현미경으로 혈액세포의 수적·형태적 이상을 관찰하는 검사다. 말초혈액도말검사에서 백혈병 환자에게 관

말초혈액도말검사 소견

A. 정상인 경우

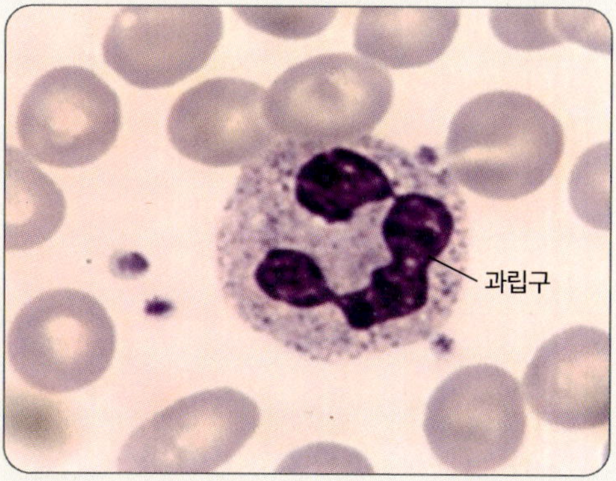

| 백혈구의 일종인 과립구는 세균과 싸우는 중요 역할을 한다.

B. 급성골수성백혈병 환자의 경우

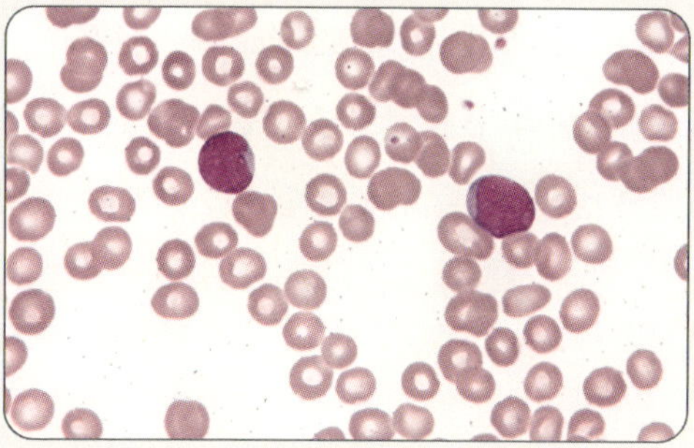

| 가운데 보이는 커다란 세포 2개가 백혈병 세포다.

제공: 서울대학교병원 진단검사의학과 장윤환 교수.

찰될 수 있는 소견으로는 비정상적인 백혈구 형태, 아세포의 비정상적 증가, 급성골수성백혈병(AML)에서 특징적인 아우어소체(Auer body)가 있다. 또한 적혈구의 빈혈성 변화, 혈소판의 수적 감소 및 형태 이상이 나타날 수 있다. 이러한 소견들은 백혈병의 진단과 아형 감별에 중요한 단서를 제공한다.

골수검사

혈액검사와 말초혈액도말검사에서 백혈병이 의심되면 골수검사가 필요하다. 골수검사는 보통 골수흡인과 골수생검을 동시에 시행한다. 골수흡인으로는 골수 내 각종 세포들의 수적 변화와 형태 등을 관찰하고, 골수생검으로는 여러 골수세포의 분포 및 세포충실도(cellularity) 등을 평가한다.

환자는 엎드리거나 옆으로 누운 자세로 검사를 받게 되며, 주로 골반 뼈의 뒤쪽에서 쉽게 만져지는 부위인 뒤엉덩뼈능선 혹은 후장골능(posterior iliac crest)으로 불리는 부위에서 검사를 시행한다. 진단 당시뿐만 아니라 향후 치료 경과를 평가하거나, 치료 후 남아 있을 수도 있는 미세잔류병의 추적 등을 위해서도 골수검사를 시행한다.

정상 골수에는 다양한 세포들이 존재하며 나이가 들어

골수검사 모식도

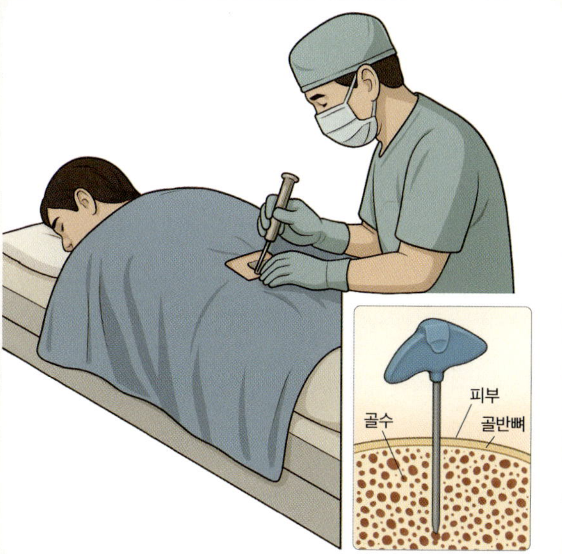

• 검사 소요 시간은 총 30분 정도로, 국소마취 후 특수바늘로 검체 채취
• 골수흡인도말표본과 골수생검 조직을 현미경으로 관찰

감에 따라 조혈세포가 차지하는 비율이 줄어들고 지방세포로 대체된다. 특정 시점에 골수에서 조혈세포가 차지하는 비율을 세포충실도(cellularity)라고 하며 퍼센트로 표현한다. 세포충실도는 젊을수록 높으며 나이가 들면서 감소하여 100에서 나이를 뺀 수치가 대략적인 세포충실도가 된다.

골수조직검사 소견

A. 정상 골수

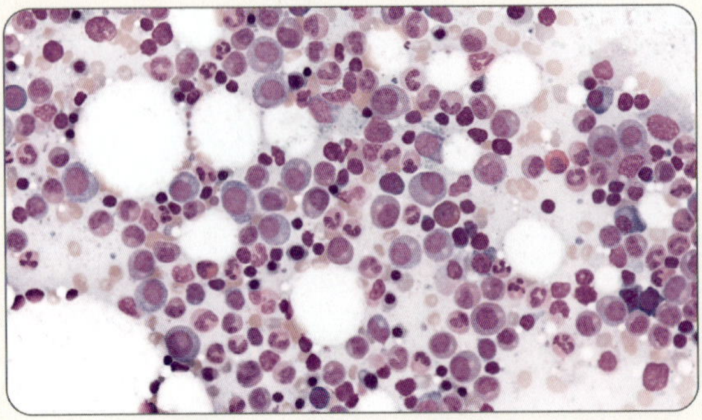

| 여러 종류의 세포를 볼 수 있다.

B. 급성골수성백혈병 환자의 골수

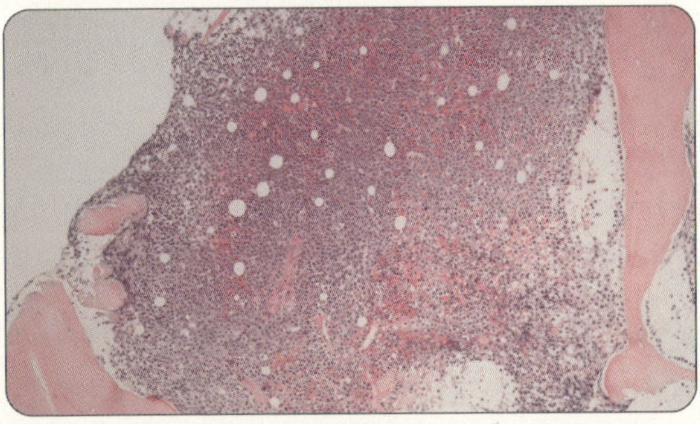

| 비슷한 모양의 세포들이 골수를 가득 메우고 있다.

제공: 서울대학교병원 진단검사의학과 장윤환 교수.

급성골수성백혈병 환자의 골수흡인검사 소견

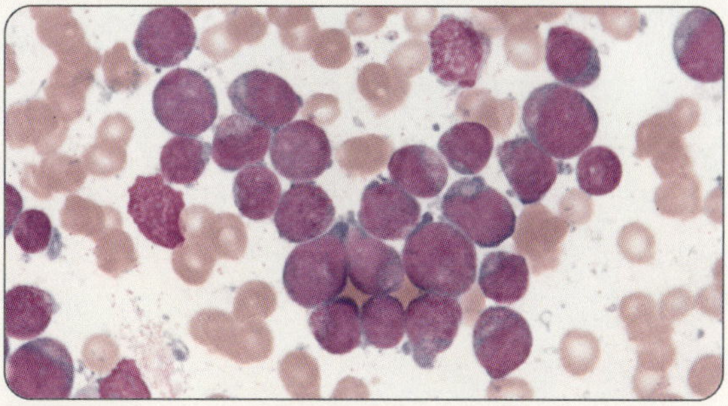

| 정상 골수와 달리 거의 대부분이 동일한 종류의 백혈병 세포다.

제공: 서울대학교병원 진단검사의학과 장윤환 교수.

즉, 60세이면 30~40퍼센트 정도가 정상이다.

면역표현형검사

면역표현형검사는 주로 골수에서 채취한 백혈병 세포의 표면에 존재하는 항원의 발현 양상을 분석하는 검사다. 이를 위해 특수염색, 면역염색, 유세포 분석(flow cytometry) 등의 방법이 활용된다. 이 검사를 통해 백혈병 세포가 어느 계열에 속하는지 판별할 수 있으며, 분화의 정도와 아세포의 비율 등을 확인할 수 있다. 특정 표면 항원이나 표지자의 발

Memo

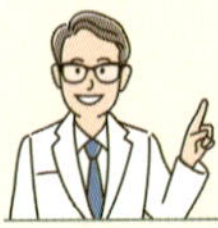

백혈병 세포의 면역표현형검사

골수에서 채취한 백혈병 세포의 면역표현형검사(면역조직화학검사 또는 면역형태학적 검사)를 통해 알 수 있는 것은 다음과 같다.

세포의 유형 파악 및 백혈병 분류

백혈병 세포가 어느 혈액세포 계열(예: 림프구, 골수구 등)에 속하는지와 급성 또는 만성 백혈병, 그리고 각각의 아형(예: ALL, AML, CLL, CML 등)을 식별하는 데 도움을 준다.

특이적 표면 항원

CD(cluster of differentiation) 표지자를 이용하여 세포의 면역표현형을 검사한다.

- **AML**: CD13, CD33, MPO(myeloperoxidase, 골수과산화효소)
- **ALL**: CD19, CD20, CD10 등 림프구 표지자
- **CLL 또는 기타 림프구성백혈병**: CD5, CD19, CD23 등

예후 및 치료 반응 예측

특정 표면 항원이나 표지자의 발현 패턴은 예후 예측이나 표적 치료 전략 수립에 도움을 줄 수 있다.

현 패턴은 예후 예측이나 표적 치료 전략 수립에 도움을 줄 수 있다.

✚ 세포 및 분자 유전학검사

세포 및 분자 유전학검사에는 염색체검사, 중합효소연쇄반응(polymerase chain reaction, PCR), 형광제자리부합법(fluorescence in situ hybridization, FISH) 및 차세대 염기서열(next generation sequencing, NGS) 분석 기반의 유전자 패널 검사 등이 있다. 이는 염색체의 구조와 이상을 확인하여 백혈병의 세부 진단 및 예후를 판정하는 데 매우 중요한 검사다. 최근 백혈병에도 다양한 표적치료제가 개발되면서 차세대 염기서열 분석 방법을 이용한 유전자 변이 발견이 치료 방침을 결정하는 데에 매우 중요한 역할을 하고 있다.

Health
LEUKEMIA

05 급성골수성백혈병의 치료법

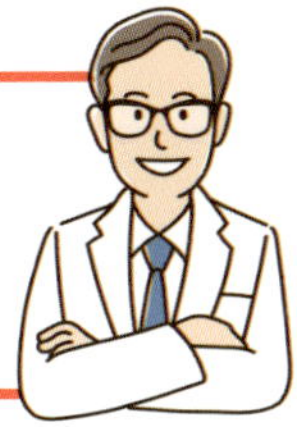

백혈병은 암세포가 발생한 세포 계통과 진행 양상에 따라 치료 전략도 크게 달라진다. 따라서 각 유형별로 특성과 치료 방법을 구체적으로 살펴볼 필요가 있다. 우선 이 장에서는 성인에게 주로 발생하는 급성골수성백혈병(AML)에 대해서 알아본다. 급성골수성백혈병을 처음 진단받은 환자의 경우 치료의 기본은 항암화학요법이고, 이는 다시 관해유도치료와 관해 후 치료의 두 단계로 진행된다. 항암화학요법은 세포 분열이 활발한 암세포를 파괴하기 위해 강력한 약물을 사용하는 치료 방법으로, 혈액암에서는 특히 전신에 퍼져 있는 암세포를 제거해야 하기 때문에, 항암제를 전신에 투여하는 치료가 기본이다. 최근 급성골수성백혈병의 병태생리가 점차 밝혀지면서, 새로운 항암화학요법 치료제나 표적치료제도 활발히 도입되고 있다.

관해유도치료

관해유도치료는 골수 속의 아세포(blast)를 대량 사멸시켜서 골수의 정상 조혈 기능(백혈구, 적혈구, 혈소판 생성)을 회복시키고, 완전관해(Complete Remission, CR) 획득을 목표로 하는 항암화학요법을 말한다. 완전관해는 아세포가 골수세포에서 차지하는 비율이 정상 범위인 5퍼센트 미만까지 감소하고, 혈액수치도 정상 범위로 회복된 상태를 의미한다. 다른 말로, 관해유도치료는 혈액과 골수 내에 존재하는 백혈병 세포 수를 골수검사 소견으로 볼 때, 정상과 같은 상태로 줄이는 것을 목표로 하는 치료다. 완전관해에 이르렀어도 일부 종양 세포가 남아 있을 수 있기 때문에, 완치를 위한 추가 치료가 필요하다.

표준 관해유도요법은 시타라빈(cytarabine)과 안트라사이클린(anthracycline)으로 구성된 요법이 가장 일반적으로 사용되는 치료다. 시타라빈을 7일간, 안트라사이클린을 3일간 동시에 정맥주사하는 방법으로 흔히 '7+3요법'으로 불린다. 시타라빈은 DNA 합성을 방해하여 세포 분열을 억제하는 항대사제다. 다우노루비신(daunorubicin)이나 이다루비

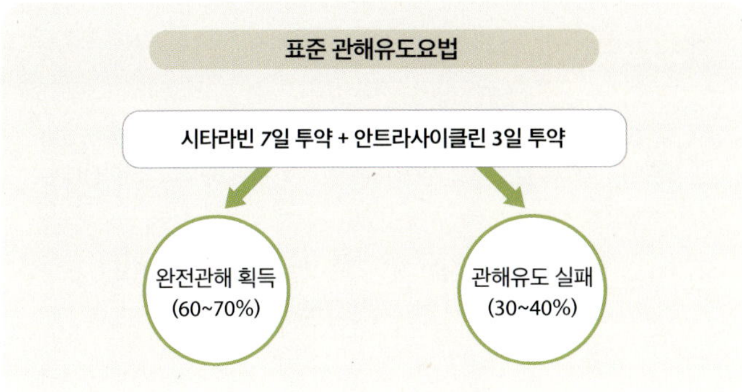

신(idarubicin)은 안트라사이클린 계열의 항암제로, DNA 염기서열에 끼어들어가서 이중나선 구조를 뒤틀리게 하고 토포이소머라제 II 효소(Topoisomerase II)를 억제해 이중가닥 절단을 유발한다. 기전이 다른 두 가지 약물을 병합하여 세포 사멸을 촉진하는데, 특히 빠르게 증식하는 백혈병 세포의 사멸을 효과적으로 유도한다. 표준 관해유도요법을 통해 환자들의 60~70퍼센트가 완전관해를 얻는데, 보통 관해유도치료 개시 4~8주 후 완전관해에 도달한다.

표준 관해유도요법을 받은 환자 모두가 완전관해에 도달하는 것은 아니고, 30~40퍼센트의 환자는 관해유도에 실패한다. 관해유도에 실패하는 이유는 암세포가 약제 내성이 있어 잘 듣지 않거나, 관해유도치료 항암제의 세포 독성

완전관해(Complete Remission, CR)란?

- 혈액검사 수치가 정상으로 회복되고 골수에서 모세포의 비율이 5퍼센트 미만으로 감소하고, 환자도 질병과 관련된 증상이 없는 상태를 의미한다.
- 다만, 완전관해를 얻었다고 하더라도 미세하게 백혈병 세포가 남아 있을 가능성이 있어 추가 치료가 필요하다.

부작용 때문에 치료 중 골수 기능 저하에 따른 면역 저항력 악화로 심각한 감염이나 출혈 등으로 사망하는 경우를 들 수 있다.

60세 이상의 환자나 동반된 기저질환으로 건강 상태가 좋지 않은 환자는 표준 관해유도요법을 견디기 힘들다. 이런 환자들의 경우 표준 관해유도요법보다 독성이 약한 항암치료를 선택할 수 있는데, 최근 각광을 받는 저메틸화 치료(hypomethylating therapy)가 그 예다. 저메틸화 치료는 암세포에서 과도하게 메틸화된 종양억제유전자를 활성화시켜 암세포의 비정상적인 성장을 억제하는 기전의 치료로, 치료에 사용되는 대표적인 약제는 데시타빈(decitabine)과 아자시티딘(azacytidine)이다. 5일/7일 연속 투여한 뒤 휴지기를 두고 4~6사이클 이상 실시해야 효과를 볼 수 있다. 일부 환자에서는 이 치료만으로도 완전관해에 도달하며 완전관해가 수년간 지속되기도 한다. 다만, 완전관해가 유지되더라도 저메틸화 치료를 계속해야 한다.

관해유도치료를 받아도 완전관해 상태에 도달하지 않는 경우에는 재관해유도치료를 받아야 하는데, 초치료에 대한 반응과 환자 상태에 따라 약제를 선택하며, 개발 중인 약제를 시도하는 임상시험에 참여할 수도 있다. 완전관해를 얻으면 질환의 재발을 막기 위해 관해 후 치료를 진행한다.

관해 후 치료

완전관해에 도달하면 골수가 정상 기능을 회복하고 혈액 수치가 정상화되어 수혈 없이도 지낼 수 있게 된다. 하지만, 앞에서 언급한 바와 같이, 완전관해에 도달했더라도 (골수검사 등을 통해 검출되지 않는 수준인) 약 1억 개의 백혈병 세포가 남아 있을 수 있기 때문에 추가적인 치료를 하지 않으면 재발할 가능성이 있다. 따라서 완전관해에 이른 급성백혈병 환자라도 재발을 막고 완치되도록 관해 후 치료를 시행하는데, 이를 공고요법(consolidation therapy)이라고 한다.

급성골수성백혈병 환자들은 염색체 및 유전자의 이상에 따라 치료 경과가 다르다. 이를 근거로 예후를 양호, 중간, 불량의 세 가지 군으로 분류하고, 이에 따라서 각각 다른 관해 후 치료를 적용하게 된다. 일반적으로 예후 양호군의 경우 공고요법 후 재발률이 상대적으로 낮고, 동종조혈모세포 이식 자체의 사망 위험도 있기 때문에 관해 후 치료로 조혈모세포 이식 대신, 고용량 항암치료를 3~4회 더 시행한다. 반면, 중간 예후군이나 특히 불량 예후군은 재발률이 비교적 높고, 재발하면 추가적인 항암화학치료에 반응할 확률이 낮으므로 적당한 조혈모세포 공여자가 있을 경우, 관해 후 치료로 조혈모세포 이식을 권장하고 있다.

표적치료

급성백혈병에서도 특정 유전자 변이나 세포 표면 항원을 직접 겨냥하는 표적치료제가 최근 본격적으로 활용되고 있다. 따라서 특정 유전자 변이를 가지고 있는 환자에서는 표적치료제를 고려해 볼 수 있다. 대표적인 예로 FLT3 변이를 들 수 있다. FLT3 유전자 변이를 가진 환자는 변이가 없는 환자에 비해 재발 위험이 높고 예후가 나쁘다고 알려져 왔으나, 표적치료제가 개발되어 FLT3 변이를 가진 환자들의 생존기간이 연장되는 효과를 확인할 수 있었다. 이에 더해, IDH1/2 유전자 변이, 백혈병에서 나타나는 항원의 일종인

Memo

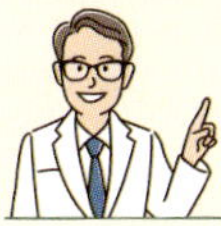

급성전골수성 백혈병이란?

급성전골수성백혈병(acute promyelocytic leukemia, APL)은 급성골수성백혈병의 일종이지만, 치료법과 예후가 다른 점이 많아 따로 살펴볼 필요가 있다. 특징적으로, 이 병은 15번 및 17번 염색체의 유전자 재배열에 의해 PML-RARA 유전자 변이가 생겨 발생하는 백혈병이다. 급성전골수성백혈병은 발병 때부터 치료 초기까지 치명적인 출혈이 발생할 위험이 매우 높아 뇌출혈, 폐출혈, 복강 내 출혈 등 생명을 위협하는 출혈이 발생할 수 있다.

치료 약제로는 ATRA(all-trans retinoic acid)라는 약제와 안트라사이클린 계열의 항암제를 병용하여 관해유도를 하고, 완전관해를 얻은 환자를 대상으로 안트라사이클린을 주 치료제로 하는 공고요법을 시행하며, 이후 2년간 ATRA를 위주로 하는 유지요법을 시행한다. 재발한 경우에는 비소 제제(arsenic trioxide)를 투여하고 치료 반응에 따라 조혈모세포 이식을 시행한다. ATRA를 쓰기 시작하면서 출혈로 사망하는 예가 많이 줄어 다른 백혈병에 비해 예후가 좋은 편이다.

CD33 등을 대상으로 하는 표적치료제가 개발되었다. 최근에는 KMT2A 재배열 또는 NPM1 변이를 표적으로 하는 메닌 억제제(menin inhibitor)가 빠른 속도로 개발되는 등 새로운 백혈병 치료제 개발을 위한 연구는 계속 진행되고 있다.

06 급성림프모구백혈병의 치료법

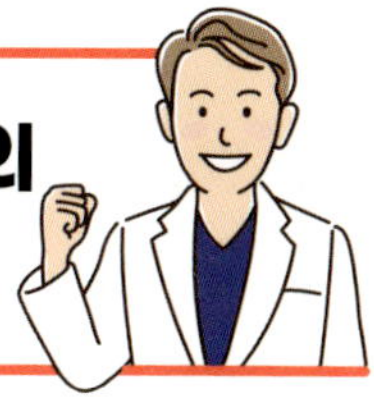

급성림프모구백혈병(ALL)은 미성숙한 림프구(lymphoblast)가 과도하게 증식하는 질환으로서, 병의 경과가 급성이다. 성인보다 소아에서 발생률이 더 높고, 일반적으로 성인이 소아에 비해 예후가 나쁘다.

급성골수성백혈병과 마찬가지로, 급성림프모구백혈병의 기본 치료는 항암화학요법이다. 관해유도치료와 공고요법을 시행하고, 이후 재발을 막고 완치율을 높이기 위해 수년간 저강도의 항암치료를 지속하는 유지요법을 시행한다(유지요법이 필요한 급성백혈병은 급성전골수성백혈병과 급성림프모구백혈병이다). 재발 위험이 높은 고위험군에서는 완전관해 획득 후에 조혈모세포 이식을 시행한다.

급성림프모구백혈병은 필라델피아 염색체(9번 염색체와

필라델피아 염색체란?

- 필라델피아 염색체는 9번 염색체와 22번 염색체가 일정 부위에서 절단되고 위치를 서로 바꾸면서 발생하는 비정상적인 염색체다. 전위의 결과로 새로운 융합 유전자인 BCR-ABL1 유전자가 생성되며, 이는 티로신 키나아제 활성을 증가시켜 백혈구의 병적인 증식을 촉진한다.
- 만성골수성백혈병에서 발견되며 그 외 소수의 급성골수성백혈병 및 급성림프모구백혈병에서도 발견되나 유전자 크기가 조금 다르다.
- 1960년에 미국의 펜실베이니아 대학교의 종양생물학자인 피터 노웰(Peter C. Nowell)과 데이비드 헝거포드(David A. Hungerford) 박사가 이 염색체 이상을 처음 발견했고, 대학이 위치한 지역의 이름을 따서 '필라델피아 염색체(Philadelphia chromosome)'라고 이름을 붙였다.

22번 염색체의 상호 전위에 의해 생긴 염색체)가 존재하는지에 따라 필라델피아 양성 혹은 필라델피아 음성 급성림프모구백혈병으로 분류된다. 필라델피아 염색체가 양성인 경우는 성인 급성림프모구백혈병 환자의 약 25퍼센트를 차지하며 발병 연령이 높아질수록 그 비율이 증가하는 경향을 보인다. 이때 치료법으로는 관해유도치료 시 염색체가 음성인 경우에 쓰는 항암화학요법에 필라델피아 유전자에 대한 표적치료제를 추가한다. 일반적으로 음성인 경우보다는 예후가 나빠 재발할 확률이 높기 때문에 적절한 공여자가 있는 경우에는 초기 관해유도치료 후, 공고요법으로 동종조혈모세포 이식을 고려한다.

성인 급성림프모구백혈병 환자들은 다른 백혈병과는 달리, 중추신경계(뇌, 척수)에 백혈병 세포가 침범하는 경우가 많아서 최초 진단 시 중추신경계 침범률이 5~10퍼센트 정도다. 관해유도나 공고요법 등의 치료 후에도 중추신경계의 재발이 다른 백혈병보다 흔하기 때문에 척수강 내로 항암제를 투여하거나, 두경부에 방사선 조사를 하는 중추신경계 예방치료를 병행한다.

Health

LEUKEMIA

07 만성골수성백혈병의 치료법

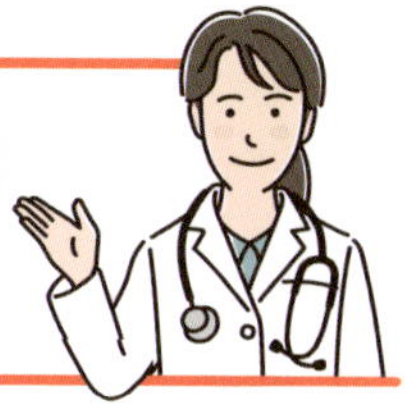

만성골수성백혈병(CML)은 특정 유전자 변이로 인해 발생하는 만성적인 경과를 보이는 혈액암이다. 9번 염색체와 22번 염색체의 일부 유전자가 절단된 후 서로 위치를 바꾸면서 '필라델피아 염색체'라는 특징적인 염색체가 만들어지는데, 이러한 유전자 변이로 인해 만들어진 융합단백(fusion protein)의 활성으로 인해 혈액세포가 비정상적으로 과다 증식하여 백혈구와 혈소판 등이 증가하게 된다. 대부분의 환자는 만성기에 진단이 되나, 치료하지 않으면 가속기 및 급성 백혈병으로 진행하여 사망에 이르게 된다.

만성골수성백혈병은 뚜렷한 증상이 없는 경우가 많아 우연히 혈액검사상 이상이 발견되어 진단되기도 한다. 피로감, 체중감소 등의 증상이 있을 수 있고, 비장이 커지면서

만성골수성백혈병(만성기) 환자의 검사 소견

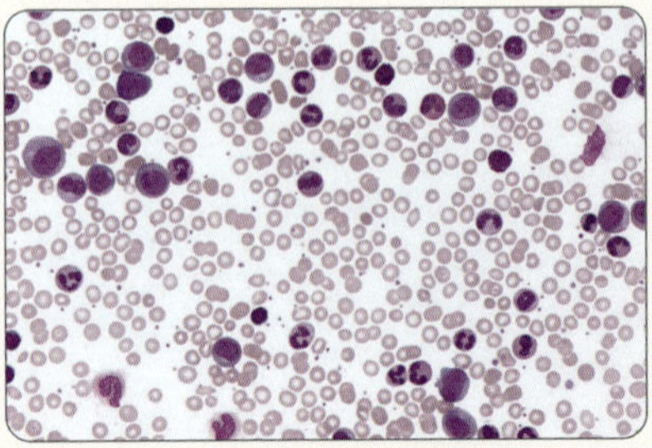

A. 말초혈액도말검사

| 여러 분화 단계의 골수구 계열 세포가 보이며, 혈소판 수의 증가도 관찰된다.

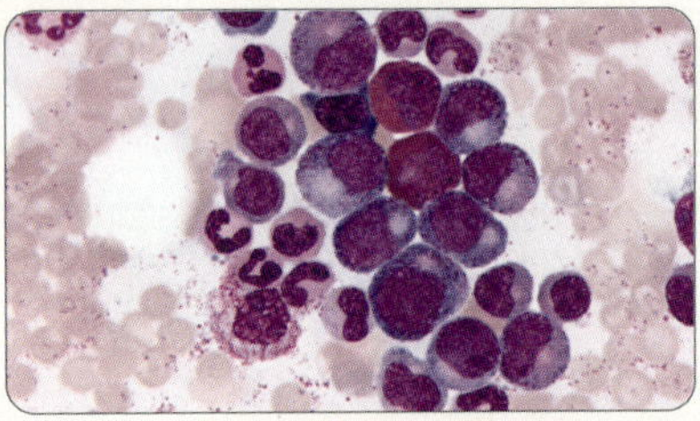

B. 골수흡인검사

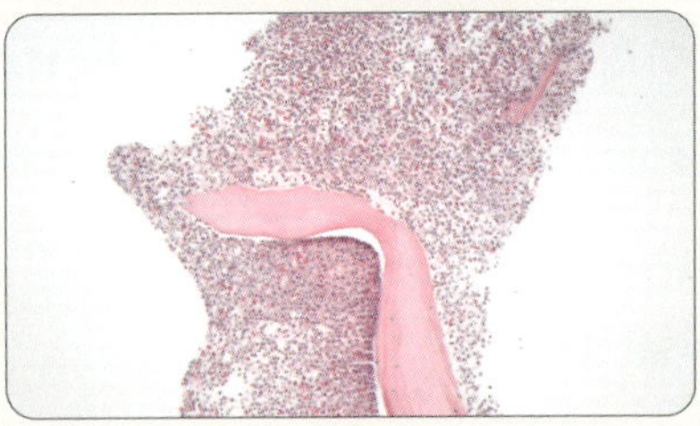

C. 골수조직검사

| 여러 분화 단계의 골수구 계열 세포 수의 증가로 골수세포충실도가 매우 높다.

제공: 서울대학교병원 진단검사의학과 장윤환 교수.

만성골수성백혈병의 단계

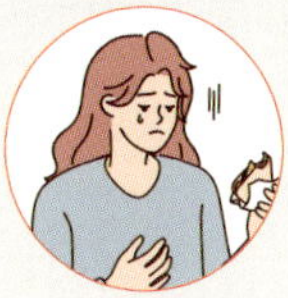

만성기

- 전체 환자의 약 85~90퍼센트가 이 시기에 진단됨
- 백혈구 수는 증가하나, 대부분의 세포가 분화된 형태
- 자각 증상이 없거나 피로감, 식욕 저하, 체중 감소 정도의 경미한 증상
- 치료를 받지 않을 경우, 가속기로 진행

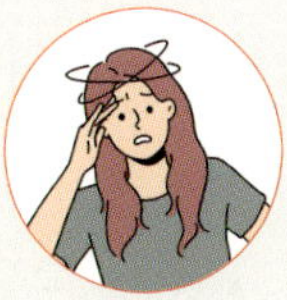

가속기

- 혈액 내 미성숙 혈액세포 수 증가
- 빈혈, 혈소판 이상, 비장 비대 등의 증상이 뚜렷해짐
- 백혈병 세포 수가 골수 또는 혈액에서 10~19퍼센트를 차지하도록 증가
- 적절하게 치료되지 않으면 급성기로 진행

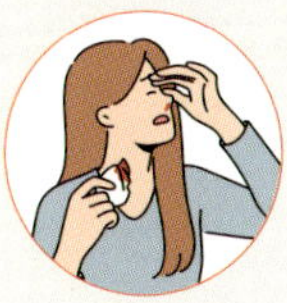

급성기

- 급성백혈병과 유사한 상태로 진행됨(급성변환)
- 심각한 감염, 출혈, 빈혈 증상 동반
- 백혈병 세포 수가 골수 또는 혈액에서 20퍼센트 이상으로 증가
- 치료에 실패하면 평균 3~6개월 이내에 사망

복부 불편감, 식사 후 조기 포만감을 느끼거나, 커진 비장이 만져져서 병원에 내원하기도 한다.

말초혈액검사에서 백혈구와 혈소판이 증가해 있고, 다

양한 단계의 골수구 계열 세포들이 관찰되면 만성골수성백혈병을 의심할 수 있다. 골수검사를 통해 확진을 하게 되고, 염색체검사와 유전자증폭검사를 시행하여 필라델피아 염색체의 존재를 확인한다.

만성골수성백혈병의 표준치료

과거에는 만성골수성백혈병이 난치병이었지만, 병의 발생기전이 밝혀지고 1998년 표적치료제가 개발되면서 지금은 장기 생존율이 90퍼센트에 달하는 만성질환이 되었다. 만성골수성백혈병의 표준치료는 BCR-ABL 유전자에 의해 형성된 융합단백의 기능을 억제하는 티로신(tyrosine) 활성효소 억제제라는 경구 표적항암제에 기반한다. 1세대 표적항암제로는 이마티닙(imatinib, 상품명: Glivec, Gleevec)이 있고, 2세대 표적항암제로는 다사티닙(dasatinib), 닐로티닙(nilotinib), 보수티닙(bosutinib), 라도티닙(radotinib)이 있으며, 3세대 표적항암제로 포나티닙(ponatinib)이 있다. 최근에는 4세대 표적항암제인 애시미닙(asciminib)이 시장에 도입되었다.

만성골수성백혈병의 첫 약제는 환자의 나이, 기저질환, 예후 등을 고려하여 1세대 및 2세대 표적항암제 중에서 선

표적항암제

1세대

이마티닙(글리벡)

2세대

다사티닙(스프라이셀), 닐로티닙(타시그나),
보수티닙(보술리프), 라도티닙(슈펙트)

3세대

포나티닙(이클루시그)

4세대

애시미닙(셈블릭스)

택한다. 1차 표적항암제에 실패하거나 심각한 부작용이 있는 경우에는 다른 표적항암제로 변경하게 되며, T315I 돌연변이가 관찰되거나 2세대 약물로도 치료에 실패하는 경우에는 3세대 약제인 포나티닙을 처방할 수 있고, 4세대 약제인 애시미닙은 두 종류 이상의 약제에 실패하고 T315I 돌연

변이가 없는 경우에 국내에서 처방이 되나 외국은 T315I 돌연변이가 있어도 다른 특정 돌연변이가 없으면 쓸 수 있다.

일부 환자들에서 표적항암제 치료에도 불구하고 급성기로 진행한 경우나, 모든 약제에 반응이 없거나 심한 부작용으로 약을 복용하지 못하는 환자에게는 동종조혈모세포이식이 시행되기도 한다.

08 만성림프구성백혈병의 치료법

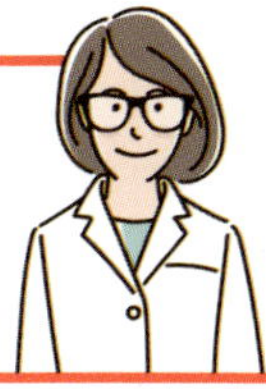

만성림프구성백혈병(CLL)은 성숙한 림프구계 백혈구에 암성 변화가 일어난 경우로, 일반적으로 느리게 진행하는 양상을 보인다. 서양에서는 인구 10만 명당 연간 3~5명 발생하는 가장 흔한 백혈병이며, 국내에서는 드문 백혈병에 속하지만 서구화와 고령화로 최근 증가하는 추세다. 실제 국내 환자 수는 지난 5년간(2019~2023년) 1,461명에서 2,195명으로 증가했다. 남성이 여성에 비해 더 자주 발병하며 진단 시의 평균 연령은 70세다. 대부분 초기 증상은 별로 없으면서 우연히 시행한 혈액검사에서 백혈구(림프구) 수의 증가로 발견된다. 만성림프구성백혈병은 느리게 진행하는 질병이며, 항암치료의 효과가 크지만 완치되기는 어렵다.

또한, 만성림프구성백혈병으로 진단되더라도 모든 환

자에서 즉시 치료를 시작하는 것은 아니다. 즉, 치료 개시 기준에 해당하는 경우에만 치료를 시작하며, 그렇지 않은 환자들은 혈구 수치 변화와 임상 증상 등을 면밀히 추적관찰한다. 치료를 시작하는 기준은 골수 기능 저하로 빈혈이나 혈소판 감소증이 진행되거나, 비장이나 림프절의 크기가 매우 커져서 증상이 있는 경우, 말초혈액의 림프구 수치가 매우 빠르게 증가하는 경우, 전신 증상이 있는 경우 등이다.

만성림프구성백혈병의 치료에는 표적치료제로 항-CD20 단클론항체, BTK 억제제, BCL2 억제제 등이 있고 화학요법 항암제인 플루다라빈(fludarabine), 시클로포스파미드(cyclophosphamide) 등도 사용된다. 또한 구미에서는 환자의 면역세포를 유전적으로 변형해 암세포를 공격하도록 하는 CAR-T cell(Chimeric Antigen Receptor T cell: 키메릭 항원 수용체 T 세포) 치료도 시도되고 있다.

09 항암화학요법의 부작용

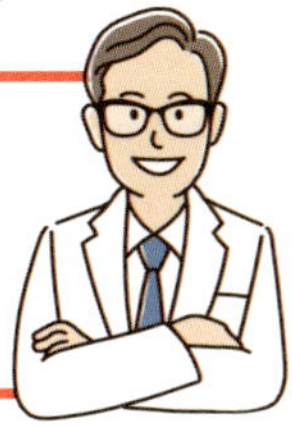

혈액암의 항암화학요법은 전신에 퍼져 있는 암세포를 효과적으로 제거하기 위해 강력한 약제를 사용하는 치료법이다. 그러나 이 과정에서 백혈병 세포뿐만 아니라 정상 세포에도 영향을 준다.

골수 기능 억제

대표적인 부작용으로는 항암제로 인해 골수에서 혈액세포를 만들어 내는 조혈 기능이 억제되어 백혈구, 적혈구, 혈소판 등의 생산이 저하되는 것을 들 수 있다. 백혈구 수가 감소하면 면역력이 떨어져 감염 위험이 증가한다. 감염은 구강, 폐, 위장관, 비뇨기계 등 우리 몸 어디에서나 발생할 수 있고, 정상 상태에서는 문제를 일으키지 않던 대장균 등의 상재균에 의해서도 감염이 일어날 수 있다. 백혈구 중에서도 특히 호중구의 감소는 감염 위험을 크게 증가시켜 발열성 호중구감소증이나 패혈증과 같이 생명을 위협하는 합병증을 초래할 수 있다. 발열성 호중구감소증은 응급 상황으로 간주되며, 신속한 항생제 치료와 입원이 필요하다.

또한, 적혈구 수가 감소하여 빈혈이 발생할 수 있다. 빈혈로 인해 피로, 어지럼증 등의 증상이 생길 수 있고, 빈혈 수치에 따라서 적혈구 수혈이 필요할 수도 있다.

혈소판 수가 감소하면 멍이 잘 들고 출혈이 쉽게 발생할 수 있다. 코를 풀 때 코피가 나거나, 양치할 때 잇몸에서 피가 나고, 대소변에 피가 섞여 나올 수 있다. 특히 중추신경계나 호흡기계에 출혈이 발생하면 매우 위험하므로 혈소판 수치가 크게 감소하면 혈소판 수혈이 필요하다. 출혈을 예방하기 위해서는 심하게 부딪히거나 상처 입지 않도록 주의하고, 변비나 무거운 물건을 들어 올리는 것처럼 복압이 크게 증가하는 상황을 피해야 한다. 또한 두통, 각혈이나 혈뇨 등 출혈이 의심되는 증상이 나타나면 즉시 의료진에게 알려야 한다.

Memo

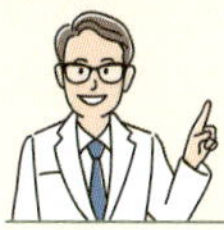

가장 위험한 합병증 발열성 호중구감소증

호중구(neutrophil)는 백혈구의 한 종류로, 우리 몸의 면역 시스템에서 가장 앞장서서 감염을 방어하는 역할을 한다. 백혈구는 크게 호중구, 호산구, 호염기구, 림프구, 단핵구로 분류되며, 이 가운데 호중구는 전체 백혈구의 약 50~70퍼센트를 차지한다.

발열성 호중구감소증(febrile neutropenia)은 혈액암 치료 중 발생하는 가장 위험한 합병증 중 하나로, 신속한 대응 여부가 생존율을 크게 좌우한다. 발열성 호중구감소증이 의심될 경우, 다음과 같은 단계로 신속하게 대응해야 한다. 38.0℃ 이상의 발열이 나타나면 즉시 혈액검사를 시행하고, 가능한 한 다른 부위(소변, 가래, 상처 등)에서 얻은 시료로 배양 검사를 진행한다. 동시에 광범위 항균제를 투약하면서 며칠 후 확인되는 배양 검사 결과에 따라 항생제를 조정하고 필요시 과립구집락자극인자(G-CSF)를 투여하기도 한다.

✚ 소화기계 부작용

항암제는 구토 중추를 자극하거나 위장관 점막세포를 손상시켜 심한 오심과 구토를 유발할 수 있다. 또한 구내염이 발생하여 입안에 궤양이 생기고 통증이 심해져 식사가 어려워질 수 있으며, 장 점막 손상으로 인해 설사와 복통이 나타나기도 한다. 이로 인해 식욕부진과 체중 감소가 동반되기도 한다. 이러한 소화기계 부작용은 환자의 영양 상태에 직접적인 영향을 미치기 때문에 증상 관리가 중요하다. 소화기계 증상을 완화하기 위해서는 부드럽고 자극이 적은 음식 위주로 식단을 구성하고, 소량씩 자주 섭취하는 것을 권장하며, 항구토제를 투여하여 관리할 수 있다.

✚ 심장 관련 부작용

특정 항암제는 심장에도 독성을 유발할 수 있다. 특히 안트라사이클린(anthracycline) 계열 약물(다우노루비신, 이다루비신 등)은 누적 투여량이 증가하면 심근 손상이나 심부전, 부정맥을 일으킬 수 있다. 이를 예방하기 위해 항암치료를 시작하기 전에 심장초음파 검사로 심기능을 평가하고, 치료 중에도 심기능을 주기적으로 모니터링한다.

종양용해증후군

종양융해증후군은 종양세포의 급격한 괴사로 세포 내 요산, 칼륨, 인이 혈액으로 유리되어 발생하는 대사이상 증후군이다. 백혈병을 포함하여 암세포의 성장이 빠르고 항암화학요법에 민감한 암에서 발생위험이 높다. 종양세포의 양이 많고 성장속도가 빠른 고위험군에서는 치료 시작 전에도 비슷한 증상이 나타날 수 있는데, 이러한 경우를 '자발성 종양용해증후군'이라 한다. 혈액검사에서 고요산혈증, 고칼륨혈증, 고인산혈증 및 저칼슘혈증이 나타날 수 있고, 급성신부전이나 부정맥, 발작, 급사를 초래할 수 있으므로 적절한 예방 및 치료가 매우 중요하다.

예방요법으로는 적절한 수액 치료와 요산 생성을 감소시키거나 분해하는 약물 투여가 필요하다. 하지만 예방요법에도 불구하고 종양용해증후군이 발생할 수 있고, 이 경우 반복적인 혈액검사, 수액요법 및 대사이상 교정이 필요하며, 신부전이 빠르게 진행할 수 있으므로 신대체요법(혈액투석) 고려가 필요할 수 있다.

기타 부작용

항암화학요법은 모낭 세포에도 영향을 미쳐 거의 모든 환자에서 탈모가 발생할 수 있다. 치료 종료 후 수개월이 지나면 머리카락이 다시 자라기 시작하며, 비가역적 손상은 드물다.

또한 항암화학요법의 경우 생식 기능에 영향을 주어 남성에서는 정자의 수나 운동능력을 감소시킬 수 있다. 여성에서는 난소 기능을 저하시켜 월경 주기가 불규칙해지거나 무월경이 발생할 수 있고, 호르몬 감소를 일으켜 폐경기 증상을 느낄 수도 있다. 남성과 여성에서 모두 항암화학요법으로 인한 불임이 치료 종료 후에 정상으로 회복하는 경우도 있지만 영구적으로 지속되는 경우도 있다. 따라서 치료 시작 전에 정자·난자·배아를 냉동 보존하는 방법을 미리 시행하기도 한다.

10 조혈모세포 이식

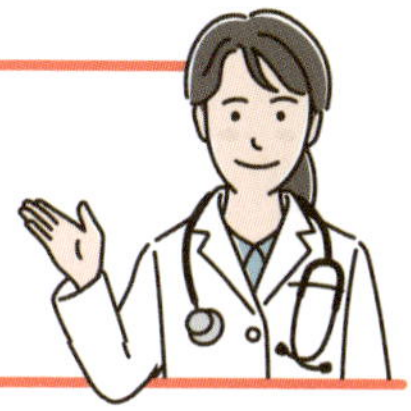

조혈모세포 이식은 공여자가 누구인지에 따라 자가조혈모세포 이식과 동종조혈모세포 이식으로 구분되고, 공여 조혈모세포의 기원에 따라 골수 조혈모세포 이식, 말초혈액 조혈모세포 이식, 제대혈 이식으로 나뉜다. 이 장에서는 자가조혈모세포 이식과 동종조혈모세포 이식에 대해서 알아보고, 백혈병에 주로 시행하는 동종조혈모세포 이식의 절차와 주의점에 대해 살펴본다.

자가조혈모세포 이식과 동종조혈모세포 이식

자가조혈모세포 이식은 환자 자신의 조혈모세포를 미리 채취하여 냉동 보관했다가 환자에게 고용량 항암제나 전신 방사선 조사 등 전처치요법을 시행한 뒤 이어서 환자 자신에게서 채집했던 세포를 해동하여 주입하는 방식이다. 자가조혈모세포 이식은 주로 고용량 항암제나 전신 방사선 조사에 민감하게 잘 듣는 급성백혈병에서 치료 효과가 입증되어 있다. 조혈모세포 공여자가 환자 자신이 되므로 면역거부반응(이식편대숙주병)의 위험이 거의 없고 생착이 빠르다는 장점이 있다. 한편 자가 조혈모세포를 주입할 때 미세하게라도 남아 있을 수 있는 암세포가 같이 주입될 수 있다는 것이 단점이다.

동종조혈모세포 이식은 타인의 조혈모세포를 주입하는 방식이다. 백혈병에는 대부분 동종조혈모세포 이식을 시행하며, 재생불량빈혈처럼 환자 자신의 조혈모세포 수가 줄어들어 문제가 되는 경우에도 외부로부터 조혈모세포를 공급하기 위해 시행한다. 백혈병 환자에서의 동종조혈모세포 이식은 체내에 남아 있는 백혈병 세포를 제거하기 위해 실시한다. 이를 위해 고용량 항암요법이나 전신방사선치료(total body irradiation, TBI)로 구성된 전처치요법을 시행하여 백혈병 세포를 최대한 제거한다. 이 과정에서 정상 혈액세포도 함께 파괴되므로, 기증받은 조혈모세포를 정맥으로 주입하여 암세포와 조혈모세포가 소실된 골수에 새로운 조혈모세포가 생착하여 자라도록 하는 과정으로 치료가 이루어진다.

조혈모세포 이식의 종류

공여자에 따른 분류

① 자가조혈모세포 이식

- 고용량의 항암제나 전신 방사선 조사로 종양세포를 최대한 제거하고 미리 채취한 자신의 건강한 조혈모세포를 혈관을 통해 주입함으로써 골수 기능을 회복시키는 치료법
- 조혈모세포 공여자가 환자 자신이 되므로 면역거부반응(이식편대숙주병)의 위험이 거의 없으나, 동종조혈모세포 이식의 장점인 이식편대종양효과(graft versus tumor effect)를 기대할 수 없어 오로지 고용량 항암제나 전신 방사선 조사 효과에 의존하는 치료임
- 동종조혈모세포 이식에 비해 생착이 빠르지만 자가조혈모세포를 주입할 때 종양세포가 미세하게 섞여 다시 주입될 수 있다는 단점이 있음
- 고용량 항암제나 전신 방사선 조사에 민감하게 잘 듣는 혈액암 질환인 악성림프종, 다발골수종, 급성백혈병에서 치료 효과가 입증되어 있으며, 일부 소아암 질환에도 적용됨(신경모세포종, 뇌종양, 망막세포종, 윌름스종양 등)
- 최근 급성백혈병에서는 자가조혈모세포 이식보다는 동종조혈모세포 이식이 주로 사용됨

② 동종조혈모세포 이식

- 환자 본인이 아닌, 다른 사람(공여자)의 건강한 조혈모세포를 이식하는 치료로, 최근에는 급성백혈병에서 주종을 이룸
- 이식 전처치(고용량 항암제 및 전신 방사선 조사)를 통해 암세포를 제거하고 조혈모세포가 생착할 수 있는 공간을 확보하는 과정이 선행되어야 함
- 건강한 공여자의 조혈모세포를 이식함으로써 환자의 잔여 백혈병 세포를 면역학적으로 제거하는 효과를 기대할 수 있음
- 이식 후 백혈구, 적혈구, 혈소판이 다시 만들어지기 시작하며 그 기간 동안 감염 예방 및 합병증 관리가 중요함
- 이식 거부 반응이나 공여자의 세포가 환자의 조직을 공격하는 이식편대숙주병 등의 발생 가능성이 있음
- 항암제나 전신 방사선 조사의 치료효과와 함께, 면역학적 기전으로 질병의 재발을 막기 위해 백혈병, 골수형성이상증후군, 골수증식질환에 적용할 수 있고, 골수 기능이 심하게 저하된 재생불량빈혈 등에도 적용됨

공여 조혈모세포의 기원에 따른 분류

① 골수 조혈모세포 이식

- 공여자의 골반뼈(주로 장골)에서 직접 골수를 채취하여 이식
- 비교적 회수되는 세포 수는 적으나, 이식 후 이식편대숙주병 발생 위험이 낮은 편임

② **말초혈액 조혈모세포 이식**

- 공여자에게 과립구집락자극인자(G-CSF)를 투여해 말초혈액 내 조혈모세포를 증가시킨 후, 혈액성분채집기로 채취
- 채취 과정이 비교적 간단하고 세포 수가 많아 조혈 회복 속도가 빠르나, 골수 이식에 비해 이식편대숙주병 발생 위험이 다소 높을 수 있음

③ **제대혈 이식**

- 출산 직후 태반과 제대혈에서 얻은 조혈모세포를 냉동 보관 후 이식에 사용
- 제대혈은 면역세포가 상대적으로 미성숙하여 면역학적 적합성이 다소 낮아도 이식에 쓸 수 있는 가능성이 높음
- 세포 수가 제한적이라 주로 소아 환자나 체중이 적은 환자에서 많이 사용

조혈모세포 공여자 선택

조혈모세포를 제공하는 타인을 '공여자'라고 한다. 누가 공여자가 될 수 있을까? 공여자를 선택할 때 가장 중요한 기준은 환자와 공여자의 조직적합성항원(human leukocyte antigen, HLA)이 얼마나 일치하느냐이다. 조직적합성항원은 우리 몸을 구성하는 대부분의 세포 표면에 발현되는 단백

질로, 일란성 쌍둥이를 제외하고는 모든 사람이 서로 다른 고유의 조직적합성항원을 가지고 있다. 조직적합성항원의 불일치 정도가 클수록 조혈모세포 이식 후에 환자 자신의 면역세포가 공여자의 세포를 거부하거나(이식거부반응), 공여자의 면역세포가 환자의 세포를 공격하는 이식편대숙주병(GvHD)과 같은 합병증이 발생할 위험이 증가한다.

따라서 먼저 형제 중에서 조직적합성항원의 일치도가 이식 기준을 만족시키는 사람이 있는지를 확인하고, 형제 가운데 적합한 공여자가 없는 경우에는 국내외 기증자 등록사업을 통해서 이식 기준을 만족하는 공여자가 있는지를 찾는다. 부모-자식 간이나 형제 중에서 조직적합성항원이 절반만 일치하는 혈연 반일치 공여자나 출산 시 제대혈에서 채취한 조혈모세포를 이용하는 제대혈이식도 고려해 볼 수 있다. 과거에 반일치 이식의 경우 심한 이식편대숙주병이나 거부반응으로 인해 성공률이 낮았으나, 최근에는 고용량 사이클로포스파미드(post-transplant cyclophosphamide, PTCy) 같은 면역억제 전략 등이 발전하면서 생착 안정성, 생존율, 재발 억제 효과가 크게 향상되었다. 또한 비혈연 완전일치 공여자를 기다리는 것보다 신속하게 이식이 가능하다는 장점이 있어, 조혈모세포 이식이 시급한 급성백혈병

조직적합성항원이란?

- 조직적합성항원은 면역시스템에서 중요한 역할을 하는 단백질로, 사람의 조직적합성항원을 인간 백혈구 항원(Human Leukocyte Antigen), 줄여서 HLA라고 한다. HLA는 면역체계가 내 몸(Self)과 외부(Non-self)를 구별하는 데에 도움을 준다.
- HLA는 조혈모세포 이식에서 중요하다. 기증자와 수혜자의 HLA 유전자가 동일하거나 최대한 일치할수록 이식의 성공률이 높아진다.
- HLA는 유전자 위치나 기능에 따라 Class I, II, III으로 구분되고 이 가운데 조혈모세포 이식에서 Class I의 HLA-A, B, C와 Class II의 HLA-DRB1이 임상적으로 중요하다.

환자에게 특히 중요한 선택지가 된다.

조혈모세포 채취

공여자가 결정되면 공여자의 조혈모세포를 수집해야 한다. 과거에는 공여자의 골수를 골반뼈 등의 부위에서 특수 바늘 형태의 기구를 이용하여 직접 채취하는 방법이 이용되었으나, 천자 부위의 통증과 출혈의 위험이 있어서 최근에는 혈관에 카테터(catheter)라는 관을 삽입하여 조혈모세포를 수집하는 말초조혈모세포 이식 방법이 주로 사용되고 있다.

동종조혈모세포(골수/말초) 이식 절차

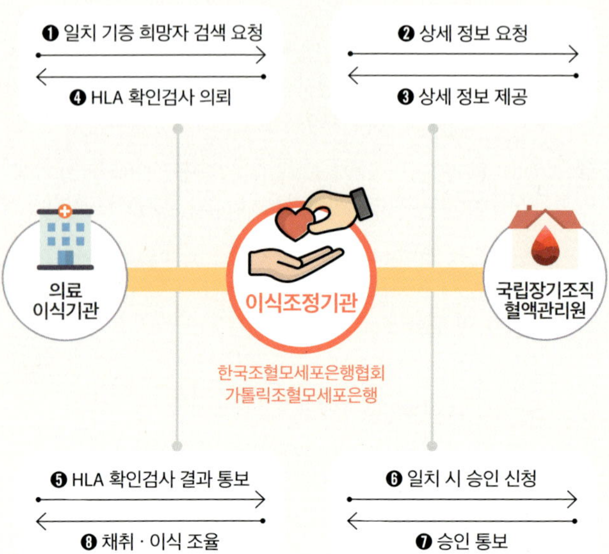

- 기증 희망자는 이식조정기관을 통해서 혈액을 이용한 조직적합성항원 검사를 거친 후, 공여자로 등록한다.
- 기증자와 환자가 조직적합성항원 중 6개가 일치하면 이식조정기관이 이식 조정을 시작한다.
- 이식조정기관은 추가 검사를 통해서 조직적합성항원 10개가 모두 일치하는지 확인한 뒤 기증자의 기증 의사를 다시 확인한다.
- 기증 의사가 확인되면 조혈모세포는 혈액성분채집기를 통해서 채집되며, 채집된 조혈모세포는 일반 수혈과 같이 환자의 혈관으로 주입된다.

이식 전처치

채취한 조혈모세포를 주입하기 전에 이식 전처치 과정을 거친다. 전처치는 고용량 항암제만 사용하는 방법과 항암제와 전신 방사선 조사를 병용하는 방법으로 나뉜다. 동종 조혈모세포 이식에서 이식 전처치는 두 가지 목적을 가진다. 첫 번째 목적은 잔존 백혈병 세포를 가급적 많이 제거하는 것이고, 두 번째 목적은 환자의 면역세포가 공여자의 세포를 거부하지 않도록 면역억제를 하는 것이다.

조혈모세포 주입

채취한 공여자의 조혈모세포는 환자에게 미리 삽입해 둔 중심정맥관을 통해 주입된다. 주입하면서 주입 관련 반응이나 수혈 관련 부작용이 생기지 않는지 면밀히 관찰한다.

보존적 치료 및 추적관찰

중심정맥관으로 주입된 조혈모세포는 혈액 순환을 통해 골수 안으로 들어가서 증식, 성장을 하면서 혈액세포를 만들게 된다. 조혈모세포가 골수 안에서 생착이 잘 이루어지고 골수 기능이 회복되도록 과립구집락자극인자(G-CSF) 등을 투여하고, 필요하면 세균이나 곰팡이, 바이러스 등을 막는 항균제를 투약한다. 또한 부작용이나 합병증이 생기지 않고 안정적으로 생착이 이루어질 때까지 추적 관찰해야 한다.

조혈모세포를 주입한 뒤 약 2주 전후에 생착이 이루어지는 증거로 혈구 수치가 오르기 시작한다. 퇴원할 수 있는 혈구 수치는 대개 4주 전후에 도달하므로 다른 병발증이 없다면 이 시기에 퇴원할 수 있다. 퇴원 후 얼마 동안은 혈구 수치 안정화 확인, 부작용 모니터링을 위해 외래를 자주 방문하게 되며 이후 상태가 안정되면 외래 방문 빈도는 점차 줄어든다.

11 조혈모세포 이식의 합병증

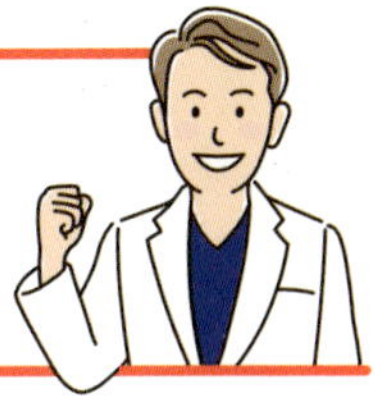

조혈모세포 이식은 고강도의 전처치 요법과 면역억제 치료가 동반되기 때문에 다양한 합병증이 발생할 수 있다. 이러한 합병증은 이식 자체가 뿌리내리지 못하는 생착 실패, 감염이나 출혈에서부터 이식편대숙주병이나 간·폐·심장 등 주요 장기의 손상에 이르기까지 폭넓게 나타난다. 따라서 치료 효과를 높이기 위해서는 합병증의 양상과 특징을 이해하고 이를 적절히 예방·관리하는 것이 중요하다.

생착 실패

환자에게 주입한 공여자의 조혈모세포가 골수에 자리 잡아 혈액세포를 생성하는 기능을 회복하지 못하는 경우, 생착 실패를 의심할 수 있다. 각종 바이러스 감염이 골수 회복을 방해할 수 있고, 환자의 잔류 면역세포가 공여자 조혈모세포의 생착을 방해하여 조혈모세포가 자리 잡지 못하고 사멸하여 생착 실패로 이어질 수 있다.

감염

공여된 조혈모세포가 골수에 완전히 생착되어 정상적인 백혈구를 생성할 수 있을 때까지 상당 시간이 소요되기 때문에, 조혈모세포 이식 후에는 말초 백혈구 감소로 인한 면역력 저하 상태가 오래 지속된다. 초기에는 각종 세균 감염, 헤르페스를 포함한 바이러스, 곰팡이 감염에 취약하고, 중기에는 거대세포바이러스, 후기에는 수두대상포진바이러스가 주로 문제가 된다. 이와 같은 바이러스는 대개 우리 몸에 잠복 감염 상태로 존재하지만, 조혈모세포 이식 환자의 경우에는 면역 억제로 인해 쉽게 재활성화되어 치명적인 폐렴이나 위장관염 등 심각한 합병증을 일으킬 수 있으므로 정기적인 모니터링과 예방적 치료가 반드시 필요하다. 따라서 이 시기에는 감염의 위험을 최소화하기 위해 외부 환경에 노출되는 것을 피하고, 예방적 항생제·항바이러스제·항진균제를 병용 투여한다. 감염을 예방하기 위해 익힌 음식 위주로 섭취하며 빠른 회복을 위해 균형 잡힌 영양

섭취가 중요하다.

출혈

혈소판이 감소하여 출혈 위험성이 증가한다. 따라서 코나 입의 점막, 위장관 등에서 출혈 증상이 나타날 수 있고, 혈소판 수치에 따라서 혈소판 수혈이 필요할 수 있다. 위나 식도에서 출혈이 심하면 선홍색 피나 커피 찌꺼기 같은 갈색 토혈이 나타날 수 있다. 대장·직장에서 출혈이 발생한 경우 선홍색 혈액이 섞인 변을 보게 되며, 위나 소장 등 상부 위장관에서 출혈이 생기면 소화된 혈액 때문에 변이 검고 끈적하게 변하는 것이 특징이다. 급성 출혈이 아니더라도 장기간 출혈이 지속되면 어지럼증, 피로, 창백함과 같은 빈혈 증상이 나타날 수 있으므로, 이러한 증상이 있으면 즉시 의료진에게 알려야 한다.

이식편대숙주병

이식편대숙주병은 공여자의 면역세포(T림프구)가 환자의 세포를 적으로 인식하여 공격하는 면역반응이다. 이식 후 대개 100일 이내에 발생하는 급성 이식편대숙주병은 주로 피부 발진, 위장관 증상(출혈, 설사, 복통 등), 간수치 이상, 황달 등의 형태로 나타난다. 반면 이식 후 대개 100일 이후에 발생하는 만성 이식편대숙주병은 피부, 위장관계, 간 외에도 눈, 폐, 생식기 등 다른 장기에도 나타날 수 있다. 염증반응이 주를 이루는 급성 이식편대숙주병에 비해, 만성 이식편대숙주병은 염증보다는 섬유화가 유발되어 주요 장기의 기능 손상으로 이어진다.

굴혈관폐쇄증후군(간정맥폐쇄병)

이식 전처치 요법으로 환자에게 투여된 항암제나 방사선 치료로 인해 간에 있는 작은 정맥이 손상되고 혈전이 형성되어 혈관이 막히게 되면 혈액순환 장애가 발생하여 간세포가 손상될 수 있다. 이러한 합병증은 이식 후 보통 30일 이내에 생기며 이를 '굴혈관폐쇄증후군(sinusoidal obstruction syndrome, SOS; 이전 명칭 veno-occlusive disease, VOD)' 또는 '간정맥폐쇄병'이라고 부른다. 임상적으로는 우상복부 통증, 황달, 복수 등의 증상으로 나타난다. 위험인자로는 고령, 간 기능 부전, 다수의 고용량 화학요법 이력 등이 있으며, 예방을 위해서는 이식 전에 간 기능을 최적화하는 것과 이식 전처치 요법의 용량 조절 등이 중요하다.

✚ 폐 합병증

전처치 요법에 사용된 항암제나 방사선 조사, 바이러스 감염 등에 의해서 폐섬유화증이나 폐렴 등의 합병증이 발생할 수 있다. 이 경우 계단을 오르거나 걷는 등 일상적인 활동에서 숨이 차는 호흡곤란, 마른기침이나 가래를 동반한 기침 등을 통해 이상을 느낄 수 있다. 산소포화도 측정, 흉부 X선과 흉부 CT, 폐기능 검사 등을 통해 폐 합병증을 조기에 진단할 수 있다.

✚ 기타 장기 손상

전처치로 사용된 항암제나 방사선 조사 등에 의해서 신장, 심장 등의 주요 장기의 손상이 나타날 수 있다. 신장의 경우 약물 독성으로 인해 급성신손상이나 전해질 이상이 나타날 수 있으며, 심장의 경우 특정 항암제나 방사선 노출로 인해 심근 기능 저하, 부정맥, 심부전 등의 합병증이 생길 수 있다. 따라서 전처치 기간 동안 다량의 수분 공급과 함께 혈액검사를 통해 신장 기능을 관찰하고, 심장 기능 확인을 위한 검사를 시행한다.

Health

LEUKEMIA

12

백혈병 환자의 건강관리

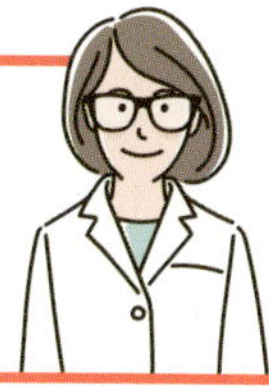

항암치료 후 퇴원했을 때, 많은 환자들이 면역력 저하, 체력 저하, 여러 합병증 위험 등에 노출되어 있다. 따라서 퇴원 이후의 생활 관리가 치료 결과와 재발 방지에 중요한 영향을 미치므로 세심한 건강관리가 필요하다.

감염 예방이 가장 중요

백혈병 환자는 항암치료나 조혈모세포 이식 과정에서 백혈구 수치가 급격히 감소하게 된다. 이로 인해 면역력이 크게 약화되고, 면역력이 떨어지면 세균, 바이러스, 곰팡이에 의한 감염 위험이 급격히 높아진다. 따라서 감염 예방은 퇴원 후 관리에서 가장 중요한 요소다. 감염 예방을 위해서는 우선 사람이 많이 모이는 장소를 피하고 부득이하게 외출을 해야 할 경우 마스크를 착용한다. 또한 생활환경을 깨끗하게 유지하며 자주 환기시키고, 반려동물을 가까이 하거나 정원일을 하는 것 등을 가능하면 피해야 한다. 또한, 가족 구성원으로부터 감염되지 않도록 수건, 칫솔, 치약, 비누, 면도기 등은 환자 개인용으로 구비하여 사용하는 것이 필요하다.

영양섭취와 주의사항

균형 잡힌 영양섭취는 가장 기본적이면서도 중요한 요소다. 육류나 생선, 계란 등은 완전히 익혀서 섭취해야 하며, 수돗물이나 정수기 물은 끓여서 먹는 것이 좋다. 가급적 개별 포장된 식재료를 구입하도록 하고, 보관 시에는 1회 사용량으로 밀봉하여 보관한다. 음식은 조리 후 1시간 이내에 섭취하고, 먹던 음식을 다시 먹게 되면 감염의 위험이 높아지므로 먹을 만큼 덜어서 먹는 것이 좋다. 식기는 뜨거운 물에 살균하거나, 자외선 살균 기능이 있는 식기건조기를 사용하는 것이 좋다.

감염 관련 징후 체크 필요

감염과 관련된 증상과 징후에 대해서 스스로 면밀히 관찰

백혈구(과립구) 감소 시의 추천식이

기본적으로 푹 익혔거나 과일의 경우 두껍게 껍질을 제거할 수 있으면 권장

음식	권장	피할 것
음료수	끓인 음료(커피, 차 등), 캔/병 음료	콜드 브루
탄수화물	익힌 식품들	날것의 견과류가 포함된 식품
유제품	파스퇴르 살균 유제품 (우유, 치즈 등)	파스퇴르 살균을 하지 않은 유제품
과일	껍질을 벗길 수 있는 과일 (바나나, 그레이프푸르트, 오렌지 등)이나 캔에 담긴 과일	껍질을 벗길 수 없는 과일 (딸기, 포도 등)
과즙주스	파스퇴르 살균 주스	파스퇴르 살균을 하지 않은 주스
야채	캔에 담긴 야채, 푹 익힌 야채	날 야채

끓이거나 익힌 식품들을 권장하고, 유제품이나 주스는 파스퇴르 살균한 제품으로 추천합니다.

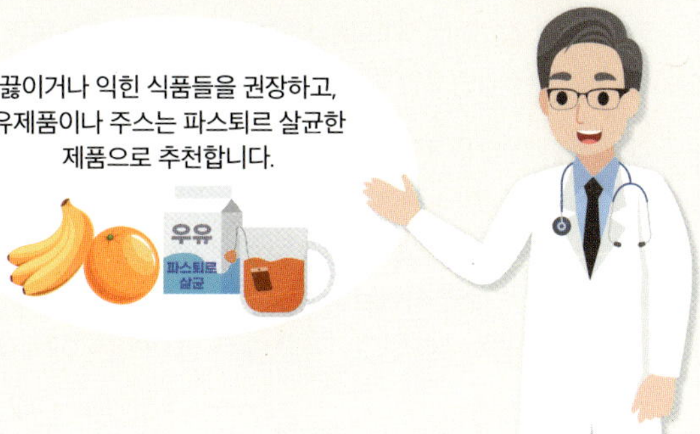

해야 한다. 체온을 매일 확인하여 38℃ 이상이면 병원에 내원하여 진찰을 받도록 한다. 기침, 누런 가래, 피부의 상처나 고름, 탁한 소변 등도 감염을 시사하는 증상일 수 있어 진료가 필요하다.

Memo

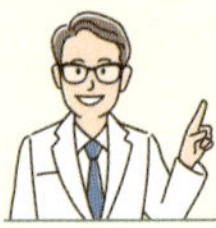

백혈병, 이야기 속 슬픔의 상징에서 희망의 병으로

한때 백혈병은 슬픈 사랑 이야기를 그려내는 데 자주 등장하던 병이었다. 신체 외형은 온전하지만 조용히 생명을 잠식하는 병의 특성 때문에, 겉으로는 건강해 보이는 인물이 시한부 삶을 살고 있다는 설정이 드라마나 영화에서 자주 쓰였다. 특히 말기가 되기 전까지는 외형이나 움직임에 큰 변화가 없어, 시청자나 관객은 주인공의 죽음을 더욱 안타깝게 지켜보게 된다.

대표적인 예로는 전 세계적으로 사랑받은 영화 〈러브 스토리〉(1970)가 있다. 주인공 제니(알리 맥그로)는 젊고 아름답지만, 결국 백혈병으로 생을 마감한다. 관객들은 그녀의 병세가 악화되는 것을 지켜보며 죽음을 애틋하게 받아들이게 되었고, 그로 인해 백혈병은 '가장 슬픈 병'이라는 이미지로 각

인되었다. 불행하게도, 이 영화에서 제니를 잃는 남자 주인공을 연기한 배우 라이언 오닐이 훗날 실제로 만성골수성백혈병 진단을 받기도 했다.

국내에서도 백혈병은 멜로드라마의 단골 소재여서 〈가을동화〉, 〈아름다운 날들〉, 〈비밀〉 등에서는 주로 여성 주인공이 백혈병에 걸려 안타까운 운명을 맞는다. 하지만 의학의 발달로 조기 진단과 치료가 가능해지면서, 백혈병은 '불치병'보다는 '극복 가능한 병'으로 받아들여지고 있다. 특히 일부 급성 백혈병이나 만성골수성백혈병은 표적치료제와 조혈모세포 이식 등으로 완치율이 크게 향상되었다. 과거에 슬픔을 부각시키는 서사의 도구로 사용되었던 백혈병이, 이제는 현실에서 생존과 회복의 가능성을 품은 질병으로 바뀌고 있는 것이다.

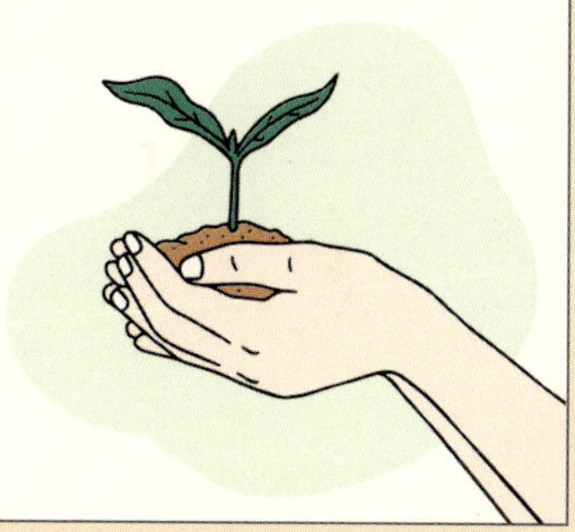

Health

LEUKEMIA

13 백혈병을 이겨 낸 사례

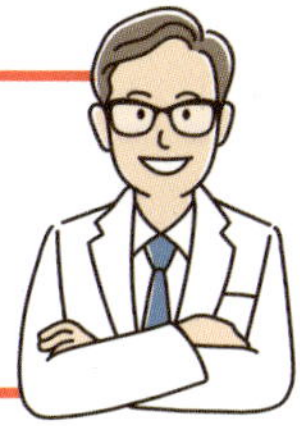

백혈병 진단과 항암화학요법, 반복되는 입원과 부작용, 체력과 정신력의 고갈, 그리고 재발에 대한 두려움까지 더해져 환자와 보호자 모두 힘든 시간을 보내게 된다. 그러나 최근 의학기술의 발전과 더불어 백혈병의 치료 성과는 과거에 비해 크게 향상되었다. 물론 그 과정이 결코 쉽지는 않았지만, 백혈병을 이겨 낸 실제 사례들을 통해 백혈병이 더 이상 '불치의 병'이 아니라, 극복할 수 있는 질환임을 강조하고 싶다.

급성골수성백혈병

특별한 지병이 없던 21세 남성이 2주 전부터 열이 나고 오한과 인후통이 있어 병원을 방문했다. 혈액검사에서 백혈구가 85,200/mm³(정상치: 4.5~11.0/mm³)으로 증가되어 있었고, 헤모글로빈 수치는 10g/dL(정상치: 13~17g/dL)으로 빈혈이 있었으며, 혈소판 수치는 35,000/mm³(정상치: 130,000~400,000/mm³)으로 감소되어 있었다. 혈액질환을 감별하기 위해 골수검사를 시행하여, 급성골수성백혈병이 진단되었다. 분자유전학적 검사결과 예후 양호군에 해당했다.

환자는 관해유도 항암치료를 받은 뒤 완전관해에 도달하여 공고요법으로 항암치료를 받았으나, 치료 시작 4개월 만에 재발했다. 이후 관해유도 항암치료를 다시 시도하여 완전관해에 도달한 이후에 동종조혈모세포 이식을 받았다. 공여자는 형제 중에서는 찾을 수 없어서, 조직적합성항원이 일치하는 국내 기증자로부터 조혈모세포를 기증받았다.

조혈모세포 이식 후 완치가 되었고, 11년이 지난 현재까지 재발 없이 건강하다.

만성골수성백혈병

특별한 지병이 없던 53세 여성이 건강검진에서 시행한 혈액검사에서 백혈구가 28,500/mm³으로 증가되어 있었고, 별다른 증상은 없었다. 이후 시행한 말초혈액도말검사와 골수검사에서 만성골수성백혈병 만성기로 진단되었다.

환자는 BCR-ABL1 유전자의 기능을 억제하는 티로신 활성효소 억제제인 다사티닙을 복용하기 시작했다. 치료 시작 4개월 후에 BCR-ABL1 유전자가 대부분 없어져서, 0.1퍼센트 이하인 '주요 분자생물학적 반응'을 획득했고, 치료 2년 후에 BCR-ABL1 유전자가 더 이상 측정되지 않는 '완전 분자생물학적 반응' 상태가 되었다.

환자는 현재 만성골수성백혈병을 진단받은 지 6년째인데, 여전히 '완전 분자생물학적 반응'이 유지되고 있으며, 다사티닙 복용을 지속하면서 6개월 간격으로 외래 진료를 받고 있다.

Health

LEUKEMIA

백혈병에 대한 궁금증

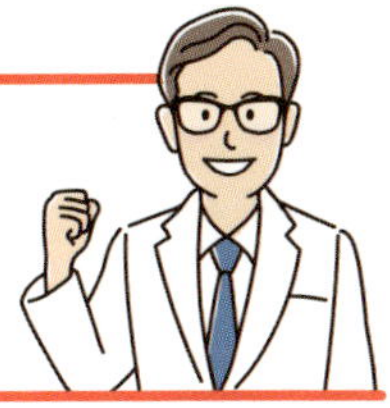

Q 혈액암과 백혈병은 어떤 차이가 있나요?

A 혈액암과 백혈병은 같은 개념으로 혼동되기 쉬우나, 정확히 말하면 백혈병은 혈액암의 한 종류에 해당한다. 혈액암은 혈액, 골수, 림프계 등에 생기는 모든 악성 종양을 포괄하는 말로, 대표적인 예로 백혈병, 악성림프종, 다발골수종이 있다. 이 가운데 백혈병은 조혈모세포가 분화 단계에서 암세포로 변해 증식하면서 정상적인 혈액세포의 생성을 방해하는 병이다. 반면, 악성림프종은 림프구가 암으로 변화되어 발생하는 병이다. 주로 림프절에서 발병하나 림프절이 아닌 신체 어느 조직에도 발생할 수 있다. 다발골수종은 형질세포라는 면역세포가 암으로 변하여 뼈 손상 등 여러 증상을 일으키는 병이다. 따라서 백혈병은 혈액암의

하위 개념이며, 혈액암은 백혈병뿐 아니라 림프종과 다발골수종까지 모두 포함하는 더 넓은 개념이다.

Q 어지럼증, 백혈병 때문인가요?

A 백혈병은 혈액세포 중 일부가 악성 종양으로 변해 과다 증식하면서 정상적인 혈액세포의 생성을 방해한다. 이 과정에서 적혈구 생산이 줄어들면 빈혈이 생기고, 빈혈은 어지럼증을 일으킬 수 있다. 따라서 백혈병 환자에게 어지럼증이 나타난다면 빈혈이 원인일 가능성이 있다. 그러나 모든 어지럼증이 빈혈 때문인 것은 아니며, 다른 원인에 의해서 어지럼증이 발생할 수도 있으므로 원인 감별이 필요하다. 갑자기 일어나면서 어지러운 경우, 피가 하지로 쏠리면서 증상이 발생하는 기립성 저혈압일 수도 있으며, 이석증으로 인한 증상이거나 부정맥, 뇌졸중, 심장 기능 저하 등의 초기 증상인 경우도 있어 정확한 원인을 확인하기 위해서는 혈액검사와 함께 의료진과의 상담이 중요하다.

Q 급성백혈병을 조기발견할 수 있나요?

A 급성백혈병은 급격한 진행을 보이므로, 정기적으로 건강검진을 시행했더라도 조기발견이 어렵다. 급성 백혈병

의 초기에는 몸살감기와 같은 증상, 근육통 등과 함께, 정상 혈구 감소로 인한 발열, 멍, 출혈, 어지럼증 등의 증상이 발생할 수 있어 이런 증상이 낫지 않는다면 병원에 내원하여 진료를 받아야 한다.

Q 건강검진으로 시행한 혈액검사에서 백혈구 수치가 정상보다 높으면 백혈병인가요?

A 백혈구는 감염이나 약물 복용 등 다양한 요인에 의해서 증가하거나 감소할 수 있다. 백혈구 수치의 증가나 감소가 일시적인 경우, 대부분은 정상적인 생리적 반응일 가능성이 높아서 지나치게 걱정할 필요는 없다. 그러나 혈액검사에서 백혈구 수치가 정상치보다 많이 벗어나 있거나 이런 수치 변화가 오래 지속되는 경우 백혈병을 의심해야 하므로 병원 진료를 받아야 한다.

Q 백혈병 진단을 위해서는 반드시 골수검사를 해야 하나요?

A 백혈병의 정확한 진단과 분류를 위해 골수검사는 반드시 필요하다. 이를 통해, 세포의 모양을 관찰할 뿐 아니라 특수 염색, 염색체 및 유전자 검사, 세포표지자 검사 등을 시행할 수 있고 이는 치료 결과와 관련된 예후 인자로 평가

되므로 치료 계획 설정에 매우 중요하다. 골수검사는 국소 마취 후 시행하며, 안전한 검사다. 시술 후에는 주사 부위에 일시적인 뻐근함이나 불편감이 있을 수 있으나 대부분 시간이 지나면서 호전된다.

Q 백혈병은 유전되나요?

A 백혈병은 유전되는 질환이 아니다. 백혈병에서 염색체 이상이나 특정 암 유전자들이 발견되지만, 이는 후천적인 돌연변이에 의해 발생하므로, 부모-자식 간의 유전과는 다른 개념이다. 다운증후군과 같은 특정 유전 질환에서 백혈병 발생률이 높은 것으로 알려져 있지만 아주 드문 경우이고, 대부분의 성인 백혈병 환자는 유전 질환과 연관이 없다.

Q 백혈병을 예방하는 방법이 있나요?

A 백혈병을 완전히 예방하는 방법은 아직 확실하게 알려지지 않았지만, 일반적으로 건강한 생활 습관과 환경 관리를 통해 발병 위험을 낮출 수 있다. 백혈병 예방을 위한 생활 습관 및 환경 관리를 위해서는 금연하고 유기화학물질(예: 벤젠, 화공약품 등)에 노출되지 않도록 주의한다. 직업상 유기화학물질에 노출될 위험이 있다면 보호 장구 착용이

필요하다. 신선한 채소와 과일 섭취를 늘리고, 가공식품 및 인스턴트식품을 줄여 균형 잡힌 영양 섭취를 유지하고 비만을 피하는 것도 중요하다. 불필요한 방사선 노출은 줄이고 충분한 수면과 규칙적인 운동을 하면서, 과도한 스트레스를 피하도록 하자.

Q 백혈병과 자가면역질환은 어떻게 다른가요?

A 백혈병과 자가면역질환은 모두 혈액 및 면역계와 연관된 질환이지만, 원인과 병리적 특징이 크게 다르다. 백혈병은 혈액암의 일종으로 혈액세포가 비정상적으로 증식하며, 이로 인해 면역 기능이 약화되거나 불완전해진다. 따라서 치료의 목표는 암세포를 제거하는 데 있다. 이에 반해 자가면역질환은 면역 시스템의 오작동으로 환자 자신의 조직을 공격하여 염증과 조직 손상을 일으키는 질환이다. 이 경우 과도하거나 오작동하는 면역 시스템을 정상화시키기 위한 면역조절용 약제를 쓰게 된다.

Q 수혈은 언제 받나요?

A 출혈로 인해 빈혈이 심하거나 골수 기능이 저하되어 적혈구나 혈소판과 같은 혈액세포가 모자란 경우, 부족한

혈액성분을 수혈로 보충한다. 만성빈혈의 경우에는 혈색소 수치 7g/dL이 수혈 여부를 결정하는 기준의 하나이지만 빈혈의 진행 정도, 이환 기간, 전신 상태, 동반 질환 등에 의해 필요량이 달라서 일률적으로 결정하기는 어렵다. 즉, 빈혈이 빠르게 진행했거나 폐, 심장 등의 기능 이상이 있으면 혈색소 수치가 7g/dL보다 높아도 수혈이 필요할 수 있다. 백혈병 환자의 경우 적혈구 혹은 혈소판과 같이 필요한 성분만을 선택적으로 골라서 수혈하는 성분수혈을 받게 된다.

일반적으로 농축적혈구 1단위의 용량은 200~240mL이고, 1단위를 수혈했을 때 혈색소 수치가 약 1g/dL 증가한다. 또한, 농축혈소판제제 1단위의 용량은 40mL이고, 1단위를 수혈했을 때, 혈소판 수치가 약 5,000~10,000/mm^3 증가한다.

Q 수혈 부작용에는 어떤 것이 있을까요?

A 수혈 후에 발생할 수 있는 부작용은 적혈구가 깨져서 발생하는 용혈성 수혈 부작용과 적혈구가 깨지지 않은 채로 발생하는 비용혈성 수혈 부작용, 그리고 수혈 혈액에 의해 감염성 질환이 전파되는 수혈전파성 감염으로 분류할 수 있다. 용혈성 수혈 부작용은 수혈된 적혈구 항원에 대한

항체를 환자가 이미 가지고 있는 경우에 발생한다. 가장 심각한 용혈성 수혈 부작용은 ABO 혈액형이 맞지 않게 수혈되었을 때 발생하며, 이를 방지하기 위해 수혈을 할 때마다 혈액형 확인 및 교차시험을 철저하게 시행한다.

ABO 혈액형에서 A형인 사람은 원래 항-B 항체를, B형인 사람은 항-A 항체를 가지고 있는데, 이렇게 미리 예측 가능한 항체를 '예기항체'라고 한다. 반대로, 미리 알기 어려운 다른 혈액형 관련 항체를 '비예기항체'라고 하며, 이 항체가 있을 때 해당 적혈구를 수혈하면 역시 용혈성 부작용이 생길 수 있다.

비용혈성 수혈 부작용에는 발열, 알레르기 반응, 수혈에 의한 이식편대숙주병 등이 있다. 발열의 경우에는 전체 수혈의 1퍼센트 정도에서 나타나는데, 수혈받는 혈액에 포함된 백혈구응집소로 인해 증상이 나타나고, 대부분 해열제를 쓰면 증상이 완화된다. 알레르기 반응은 수혈된 혈액의 수용성 물질에 대해 환자가 알레르기 반응을 보이는 경우로, 대부분 항히스타민제를 투여하면서 수혈을 진행할 수 있지만, 아주 드물게는 '아나필락시스 쇼크(anaphylactic shock)'라는 심각한 전신 알레르기 반응으로 진행할 수 있으므로 주의가 필요하다. 수혈에 의한 이식편대숙주병(TA-GvHD)은 이식받은 환자처럼 면역력이 저하된 환자가 수혈받은 혈액 속 공여자 T림프구가 환자를 이물질로 인식하고 공격하여 발생하는 드문 합병증으로 피부 발진, 소화기 문제, 간 기능 장애 등을 유발하며 심한 경우 사망에 이를 수도 있어, 수혈할 혈액을 방사선을 쬐어서 예방하는 것이 중요하다.

Q 항암치료를 받고 퇴원한 환자가 병원에 내원해야 할 증상에는 어떤 것이 있을까요?

A 오한을 동반한 38.0℃ 이상의 발열이 있는 경우는 감염이 의심되므로 병원에 내원해서 진료를 받아야 한다. 또한, 기침, 누런 가래, 호흡곤란이 심하거나, 복통이나 설사가 심한 경우, 코피나 잇몸출혈이 멈추지 않거나 혈변 또는 혈뇨가 지속되는 경우 병원에 내원해야 한다. 중심정맥관을 가지고 있는 경우에 중심정맥관에서 진물이 나오고 빨갛게 부어오르면 중심정맥관 감염이 의심되므로 진료를 받아야 한다.

Q 백혈병에 걸리면 머리카락이 빠지나요?

A 백혈병 환자에서 탈모는 항암치료 부작용으로 나타난다. 환자마다 조금씩 차이가 있지만, 항암제 투여 2~3주

후부터 머리가 듬성듬성 빠지기 시작하고, 항암치료 종료 6~8주 후부터 다시 머리가 자라기 시작한다. 다만, 머리 부위에 방사선치료를 받은 경우에는 영구적인 탈모가 일어날 수도 있다.

Q 백혈병 치료에 좋은 음식은 무엇인가요?

A 백혈병 환자에게 특별히 좋은 음식이 따로 있는 것은 아니다. 중요한 것은 특정 음식에 의존하기보다 영양소가 균형 잡힌 세 끼 식사를 규칙적으로 하는 것이다. 검증되지 않은 건강보조식품이나 민간요법은 간이나 심장, 폐, 콩팥 등의 장기에 손상을 일으킬 수 있으므로 피해야 하며, 실제로 환자에게 도움이 된다는 객관적인 근거도 거의 없다. 따라서 건강보조식품이나 민간요법을 시도하기 전에 반드시 의료진과 충분히 상의해야 한다. 면역 기능을 높이기 위해서는 영양소가 균형 잡힌 식사를 하고, 위생을 철저히 관리하며, 적절한 운동을 하는 것이 중요하다.

Q 백혈병 환자는 어떤 음식을 조심해야 하나요?

A 백혈구 수치가 낮을 때에는 모든 음식을 익혀서 먹어야 한다. 덜 익은 고기나 생선회, 젓갈은 각종 세균, 바이러

스, 곰팡이가 있을 수 있어서 피해야 한다. 과일과 채소는 흐르는 물에 깨끗이 세척하고 껍질을 제거한 후 섭취하면 된다. 통조림 음식, 병에 들어 있는 음료수, 밀봉된 과자는 섭취 가능하다.

Q 치료 중 술과 담배, 한약, 홍삼, 커피 섭취는 괜찮은가요?

A 치료 중에는 금주와 금연이 필수다. 알코올은 간에서 항암제를 대사하는 기능을 떨어뜨려 부작용을 증가시키고, 흡연은 그 자체가 발암물질로 작용하며 폐 기능을 떨어뜨린다. 한약은 다양한 생약 성분이 혼합되어 있고 그 성분을 정확히 알 수 없는 경우가 많아 간이나 신장 장애를 일으켜 항암치료에 방해가 될 수 있으므로 복용하지 않는 것을 권장한다. 그중 특히 홍삼은 혈소판 감소와 간장애 등을 일으킬 수 있어 피하는 것이 좋다. 이에 반해, 많은 환자들이 건강을 위해 커피를 피하는 경우가 많은데, 실은 커피는 치료 경과에 큰 영향을 주지 않는다.

Q 백혈병 치료 중 임신이 가능한가요?

A 항암제가 태아에 영향을 미칠 수 있어서 항암치료를 받는 동안은 남녀 모두 피임을 하는 것을 권장한다. 다만

임신 중 우연히 급성백혈병을 진단받은 경우, 임신 1기를 제외한 임신 2기 이후에는 항암치료에 따른 태아 기형 발생 가능성이 낮아 항암제를 조심스럽게 쓸 수 있다. 백혈병을 진단받았으나 추후 자녀를 갖기 원하는 남성의 경우에는 가급적 항암제를 투약하기 전에 정자를 채취하여 보관하는 것이 좋다. 가임기 여성의 경우, 호르몬 제제 등으로 수태 능력을 보존하려는 시도를 해보기도 하나 효과가 확실하지 않다. 효과 면에서는 난자를 채취하여 냉동보관하는 것이 제일 확실하지만 급성백혈병을 가진 상태에서 난자 채취를 위한 과배란 유도는 거의 불가능에 가깝다. 백혈병이 잘 치료된 남성과 여성은 태아에 미치는 항암제의 영향이 사라진 상태이므로 임신을 시도해 볼 수 있으며 항암치료에 따른 태아 기형을 걱정할 필요는 없다. 만성백혈병의 경우도 항암치료를 하는 동안은 남녀 공히 피임을 해야 한다. 만성 골수성백혈병 환자가 임신하길 원하면 항암제를 인터페론으로 바꾸어야 태아의 기형을 유발하지 않는다.

Q 백혈병은 완치 가능한가요?

A 백혈병의 예후는 질병의 종류, 환자의 나이, 유전자 변이에 따라서 다양하다. 백혈병 중 우리나라에서 가장 높

은 발생률을 보이는 급성골수성백혈병을 예로 들면, 예후 양호군의 환자는 관해유도 및 공고요법의 항암치료만으로도 60~80퍼센트가 완치에 도달한다. 예후 중간군은 약 40~60퍼센트까지 완치될 수 있고, 예후 불량군은 항암치료만 시행한다면 완치율은 10~15퍼센트 정도다. 급성골수성백혈병의 장기생존율은 모든 예후군을 통틀어, 동종조혈모세포 이식의 경우 60~70퍼센트, 자가조혈모세포 이식의 경우 50~55퍼센트, 항암치료만 할 경우 30~40퍼센트 정도로 보고된다.

Q 완전관해와 완치는 어떻게 다른가요?

A 환자와 보호자들 가운데 '완전관해=완치'로 오해하는 경우가 많지만, 완전관해와 완치는 의학적으로는 명확히 구분되는 개념이다. 백혈병 치료 과정에서 '완전관해(complete remission)'라는 표현은, 치료 이후 혈액과 골수에서 백혈병 세포가 거의 관찰되지 않으며 혈액 수치가 정상 범위로 회복된 상태를 의미한다. 다시 말해, 눈에 보이는 병의 흔적이 사라지고, 환자의 전신 상태가 안정적으로 유지되는 단계다. 골수 내 미분화 백혈병 세포(아세포)의 비율이 5퍼센트 미만이며, 백혈구·적혈구·혈소판 등의 수치도 회복된 경우 완

전관해로 판정한다. 완전관해는 말 그대로 '당장 병이 보이지 않는 상태'일 뿐, 체내 어딘가에 남아 있는 미세한 수준의 잔존 백혈병 세포가 이후에 다시 증식하여 재발할 가능성을 배제할 수 없다. 특히 백혈병의 경우, 재발 가능성이 높은 첫 2~3년 동안은 정기적인 추적관찰과 검사가 매우 중요하다.

반면 '완치'는 일정 기간 동안 병의 재발 없이 생존하며, 의학적으로 재발 가능성이 사실상 매우 낮다고 간주되는 상태를 말한다. 예를 들어, 급성림프모구백혈병(ALL)에서는 완전관해 이후 5년 이상 재발하지 않고 생존할 경우 일반적으로 '완치에 도달했다'고 본다. 물론 각 백혈병 아형에 따라 기준은 조금씩 다르며, 예후가 좋지 않은 유형에서는 더 오랜 관찰 기간이 필요할 수도 있다. 결국 완전관해는 치료가 효과적으로 작용했다는 '중간 결과'이며, 완치는 그 상태가 장기간 지속되어 '질병이 다시 나타날 가능성이 거의 없다는 것'으로 간주되는 최종 목표다. 다만 완치 상태에 도달하더라도 정기적인 병원 방문은 여전히 필요하다. 방문 간격은 시간 경과에 따라 점차 넓어지지만, 추적관찰 자체는 중단하지 않는 것이 일반적이다.

Q 조혈모세포 이식을 받으면 백혈병 완치가 가능한가요?

A 질병의 악성도, 재발 여부, 환자 및 공여자의 조직적합성항원 일치도, 환자의 전신 상태 등에 따라 매우 다양한 결과를 보이므로 완치율을 간단히 기술하기는 어렵다. 동종조혈모세포 이식이 여러 부작용과 이에 따른 일정한 치명률이 있음에도 불구하고 완치를 위해 반드시 필요한 경우가 있다. 즉, 동종조혈모세포 이식을 하지 않고는 완치를 전혀 기대할 수 없는 경우로, 대표적으로 고위험군 급성골수성백혈병, 재발한 급성림프모구백혈병, 필라델피아 염색체 양성 림프모구백혈병, 고위험군 골수형성이상증후군 등이며, 다른 치료에 반응하지 않는 불응성 악성림프종이나 일부 골수증식질환(특히 고위험 골수섬유화증)도 해당된다. 반면 환자 자신의 조혈모세포를 채취했다가 이식하는 자가조혈모세포 이식은 림프종과 다발골수종, 일부 백혈병 등에서 생명연장 효과가 있어 시행한다.

Q 조혈모세포 이식 결과에 부정적으로 작용하는 요인이 있나요?

A 조혈모세포 이식에 부정적으로 작용하는 요인은 환자 관련 인자, 질병 관련 인자, 이식 관련 인자로 나누어 살펴

볼 수 있다. 환자 관련 인자로는 나이, 환자의 활동능력, 동반질환 유무 등으로서 나이가 많을수록, 활동능력이 떨어질수록, 동반질환이 많을수록 이식 성적이 나빠진다. 질병 관련 인자로는 질병의 악성도가 높고 병기가 진행될수록, 이식 전 시행한 치료에 반응이 좋지 않을수록 예후가 불량하다. 이식 관련 인자로는 이식 형태가 중요한데, 자가이식보다 동종이식이 부작용의 발생이 더 높으며, 동종이식에서도 공여자와 환자 간에 조직적합성항원의 일치도가 낮을수록, 이식 전의 항암요법(고용량 화학요법 및 방사선 조사)이 강할수록, 이식편대숙주병과 같은 이식 후 부작용이 많을수록 예후가 좋지 않다. 대체로 부작용이 동종조혈모세포 이식에서 더 많으나 이식편대종양효과(graft versus tumor effect, 즉 외부에서 들어온 공여자의 혈액세포가 환자의 암세포를 제거하는 현상)를 이용해야 하는 난치성 질환에서는 이를 감수하면서 동종이식을 택하게 된다.

Q 조혈모세포 이식 후 면역 기능은 언제 정상으로 돌아오나요?

A 동종조혈모세포 이식 후 약 6개월간은 혈구의 수가 정상이더라도 면역체계는 미성숙할 수 있다. 동종조혈모세

포 이식 후 약 1년, 자가조혈모세포 이식 후 약 6개월 동안은 면역 기능이 약해져 있으므로 감염 위험성이 여전히 높아 각별한 주의가 필요하다.

Q 제대혈 이식은 어느 경우에 하나요?

A 제대혈 이식이란 출산 시 버려지는 탯줄 내의 혈액인 제대혈에서 채집된 조혈모세포를 환자에게 이식하는 치료를 말한다. 적절한 조혈모세포 공여자가 없을 때 제대혈 이식도 고려해 볼 수 있다. 제대혈은 골수 및 말초혈액의 조혈모세포에 비해 채집이 용이하고, 제대혈 은행에 보관되어 있는 제대혈을 사용하므로 환자가 필요할 때 즉시 이용할 수 있다. 또한, 제대혈의 림프구가 면역학적으로 미성숙하므로 동종조혈모세포 이식에 비해 이식편대숙주병 위험이 낮다. 하지만, 공여자 1명으로부터 얻을 수 있는 조혈모세포의 수가 한정되어 있고, 다른 이식원에 비해 늦게 생착된다는 단점이 있다.

Q 백혈병 재발, 어떻게 관리할 수 있나요?

A 진단 당시의 백혈병 아형, 세포유전학적 위험도, 치료 반응 속도, 그리고 조기관해 여부 등에 따라 재발 가능성은

크게 달라진다. 또한 치료 후 재발을 막기 위한 관리와 재발 시의 적절한 대처는 장기적인 예후를 결정짓는 핵심 요소가 된다. 우선 재발을 조기에 발견하고 조치하기 위해서는 치료 이후에도 꾸준한 추적관찰이 이루어져야 한다. 초기에는 정기적으로 병원을 방문하여 혈액검사를 시행해야 하며, 특히 미세잔존질환(minimal residual disease, MRD) 검사는 눈에 보이는 재발 이전에 백혈병 세포의 미세한 흔적을 탐지할 수 있어 매우 중요하다. MRD가 양성으로 나타날 경우에는 추가 치료나 조기 이식을 고려해야 하므로, 이러한 세심한 감시 체계는 치료 이후 환자의 안정적인 경과를 위해 필수적이다. 생활습관 역시 재발 방지를 위한 중요한 변수 중 하나다. 치료 후에는 충분한 수면, 균형 잡힌 식사, 무리가 가지 않는 수준의 규칙적인 운동을 통해 체력을 회복하는 것이 필요하다.

Q 동종조혈모세포 이식이 필요할 때 공여자를 찾을 확률은 어느 정도인가요?

A 조직적합성항원이 완전히 일치하는 혈연 공여자, 즉 형제 중에서 공여자를 찾을 확률은 1/4에 훨씬 못 미치지만, 최근 이식 치료법의 발달로 조직적합성항원이 부분 일

치하는 형제 및 가족, 혈연이 아닌 타인 공여자도 일정한 기준을 만족하면 공여자가 될 수 있고 제대혈을 활용하는 방법도 있다. 부모-자식 간처럼 조직적합성항원이 반만 일치하는 경우라도 이식이 가능해져, 현재는 거의 대부분의 환자가 공여자를 찾을 수 있게 되었다.